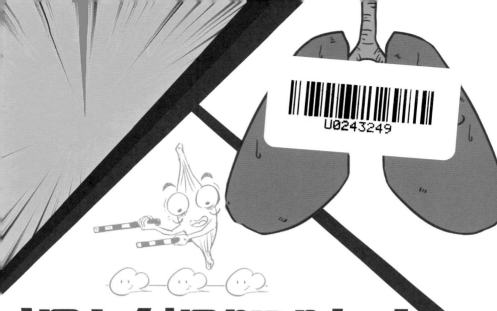

U0243249

漫话慢阻肺病

MANHUA MANZUFEIBING

主　编　陈亚红

副主编　廖程程

绘　制　计祥宇

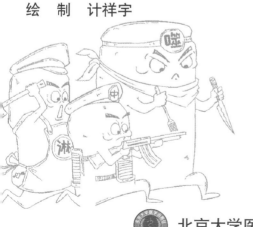

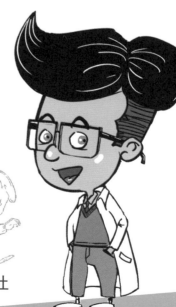

 北京大学医学出版社

MANHUA MANZUFEIBING

图书在版编目（CIP）数据

漫话慢阻肺病 / 陈亚红主编 . —北京：北京大学医学出版社，2024.8
ISBN 978-7-5659-3156-7

Ⅰ. ①漫…　Ⅱ. ①陈…　Ⅲ. ①慢性病－阻塞性肺疾病－基本知识
Ⅳ. ① R563.9

中国国家版本馆 CIP 数据核字（2024）第 100906 号

漫话慢阻肺病

主　　编：陈亚红
出版发行：北京大学医学出版社
地　　址：（100191）北京市海淀区学院路 38 号　北京大学医学部院内
电　　话：发行部 010-82802230；图书邮购 010-82802495
网　　址：http://www.pumpress.com.cn
E-mail：booksale@bjmu.edu.cn
印　　刷：北京信彩瑞禾印刷厂
经　　销：新华书店
责任编辑：高　瑾　　**责任校对**：靳新强　　**责任印制**：李　啸
开　　本：889 mm×1194 mm　1/32　**印张**：6.375　**字数**：153 千字
版　　次：2024 年 8 月第 1 版　2024 年 8 月第 1 次印刷
书　　号：ISBN 978-7-5659-3156-7
定　　价：45.00 元

序言

　　健康是人类的终极福祉，惟健康可承载圆满。作为一名医生，我深知科普知识对于公众健康的重要性。我国发布的《健康中国行动（2019—2030年）》指出，普及健康知识，提高全民健康素养水平，是提高全民健康水平最根本最经济最有效的措施之一。感谢陈亚红教授和她的团队，他们以专业的医学知识和丰富的实践经验，通过手绘漫画和通俗易懂的文字，将慢性阻塞性肺疾病（简称慢阻肺病）相关的医学健康知识呈现给读者。

　　在当今快节奏的生活中，很多人忽视了对身体健康的关切，等到疾病发生时才追悔莫及。慢阻肺病已经成为与高血压、糖尿病等量齐观的重大慢性疾病，造成了巨大疾病负担。2018年，"中国成人肺部健康研究（CPHS）"结果显示，我国慢阻肺病患者人数近1亿，其中，20岁及以上成人的慢阻肺病患病率为8.6%，40岁以上者则高达13.7%，男性多于女性，农村高于城市。在我国，慢阻肺病位列死因排序的第三位和疾病负担的第三位。慢阻肺病之所以被称为"沉默的杀手"，是因为早期的咳、痰、喘症状容易被患者忽视，等到确诊时肺功能已较严重下降。因此，提高公众慢阻肺病知晓率，促进慢阻肺病早发现、早诊断、早治疗，具有重要的现实意义。

　　《漫话慢阻肺病》不仅是一本科普图书，更是一本实用的健康指南。这本书不仅讲述了慢阻肺病的病因、症状、诊断方法、治疗方法等基本知识，还通过生动的图画和形象的比喻，帮助读者更好地理解、应用这些知识。此外，本书还从健康促进、预防、诊断、控制、治疗、康复六个方面进行了深入浅出的阐述。它不仅告诉读者如何促进健康，还指导读者如何预防和诊断慢阻肺病，如何控制病情的发展，以及如何进行治疗和康复；让读者在轻松愉快的阅读体验中，更加全面地了解慢阻肺病的"促防诊控治康"健康照护理念，帮助读者建立起正确的健康观念，使他们更好地关注和促进自身健康，提高自我保健意识。我相信这本书将对广大读者产生积极的影响，让更多人了解慢阻肺病，并学会如何有效地应对。

相信陈亚红教授和她的创作团队的辛勤工作和无私奉献将为更多的人带来健康福音。

王　辰
中国工程院院士
中国医学科学院院长
北京协和医学院校长
国家呼吸医学中心主任
2024 年 7 月 30 日

前言

慢性阻塞性肺疾病（简称慢阻肺病）是我国第一大呼吸系统慢病。"中国成人肺部健康研究"的流行病学调查数据显示，中国慢阻肺病患病人数接近 1 个亿。40 岁以上成年人中，每 8 个人中就有 1 个是慢阻肺病患者。然而，人们对慢阻肺病这个疾病的知晓率却严重不足。人群中不到 10% 的人听说过慢阻肺病，甚至在慢阻肺病患者群体中，也只有 3% 的人知道自己得了慢阻肺病。

慢阻肺病以"发病率高、死亡率高、经济负担高以及知晓率低"为特点，成为我国慢病防控的突出短板。我国政府高度重视人民健康，《健康中国行动（2019—2030 年）》明确指出，到 2030 年，40 岁及以上居民慢阻肺病知晓率要提高至 30% 及以上。要达到这一目标，需要全社会共同努力。

对于医生而言，向大众进行健康科普责无旁贷。在我们看来，健康科普并非类似课堂上老师教授知识。健康科普是具有很高技术含量的创造性工作，既要保证专业性，也要接地气，让普通读者"看得懂、记得住、用得上"。

为此，我们采用手绘漫画的形式向读者朋友介绍慢阻肺病这个潜藏在我们身边的"沉默的杀手"。本书运用有趣的图画和通俗的文字，讲透慢阻肺病的关键知识点，让读者朋友们在轻松、愉快的阅读体验中，了解慢阻肺病的常识。

我们在编排内容时，遵循"促防诊控治康"的指导思想，详细介绍了慢阻肺病的发病机制、危险因素、临床表现、诊治方案等。书中的诊治建议，都是根据医学指南和共识进行推荐的。但现实中，每位患者的病情都不一样，具体的诊治方案，应听取主诊医生的建议。

　　在本书的附录里，我们还为慢阻肺病患者准备了自我管理的小工具，方便患者朋友们进行疾病管理。我们获得健康知识的目的是更好地预防和管理疾病。因此，我们希望读完这本书的患者朋友们，能把这些知识用在自己疾病的管理上。知识本身是我们对抗疾病的有力武器之一。我们每个人都要做自己健康的第一责任人。

陈亚红

2024 年 5 月

目录

人物及场景介绍

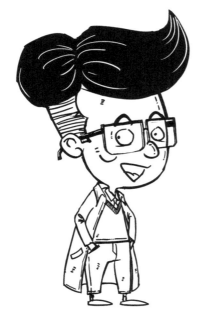

大医生：

大夫，理性智慧，学富五车，有"良医"美名。

人体司令：

人体世界的首席执行官，负责维护人体世界的和平和安宁。

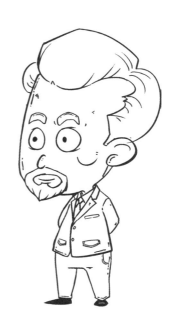

肺城是一座美丽的城市，主要负责气体进出人体，
参与维护人体世界的健康运转。

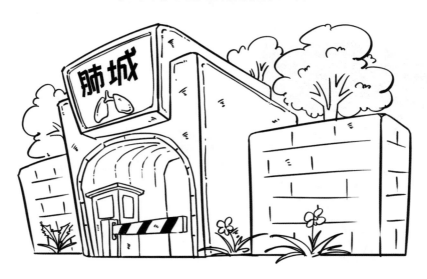

生活在这座城市的居民安居乐业，幸福指数非常高。

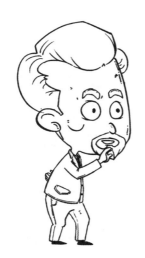
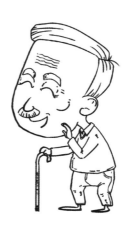

最近人体办公室频繁接到肺城急电，危害健康的恐怖组织派出了一伙神秘杀手潜伏到了肺城。他带领着一帮同伙，隔三差五在肺城打劫。这伙人来无影、去无踪，免疫警察至今都没能将他们抓捕归案。反复的袭击已经闹得整个城市鸡犬不宁，严重影响到了气体进出，连带着整个人体世界都陷入混乱。这让人体司令非常头疼。

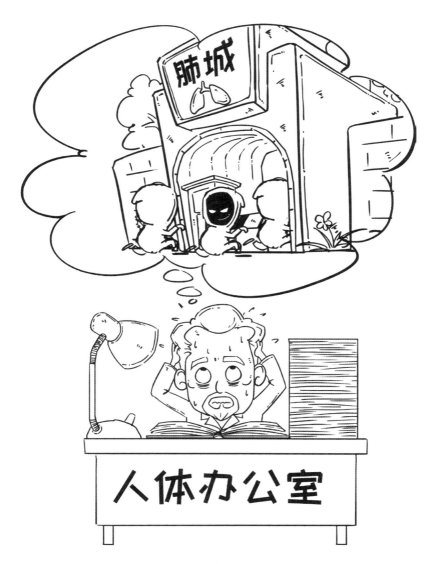

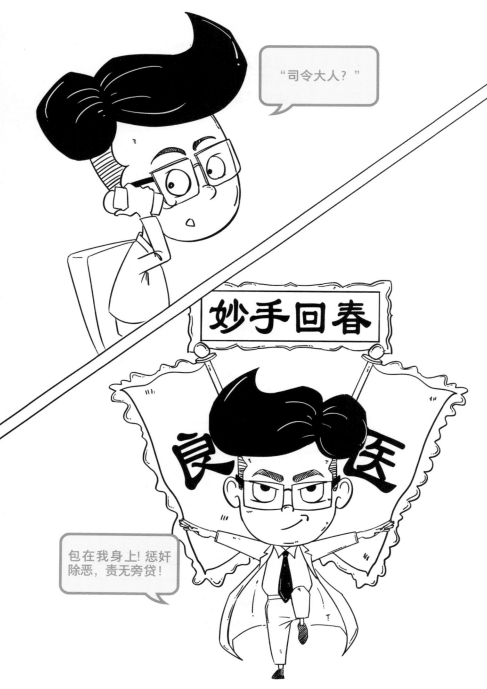

4

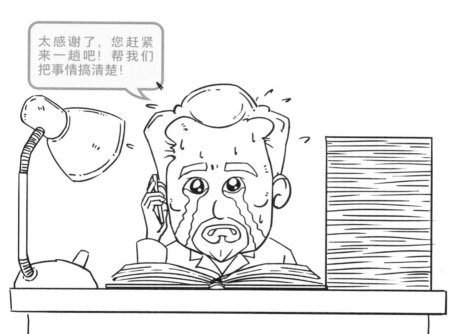

正当大医生与人体司令赶到
肺城时，肺城刚刚再次遭受
了一场严重的"恐怖袭击"。

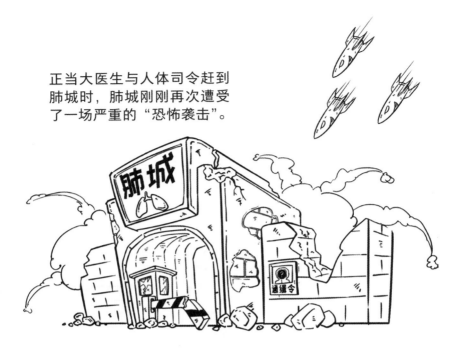

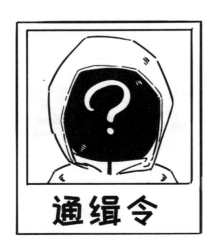

面对"惨不忍睹"的袭
击现场，当务之急就是
先搞清楚这个神秘的杀
手到底是谁？

第 1 章
揭开沉默杀手的
神秘面纱

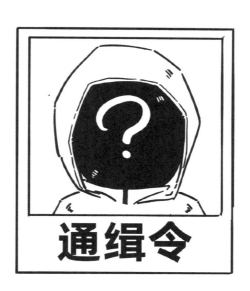

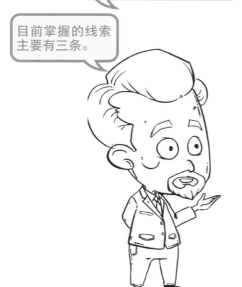

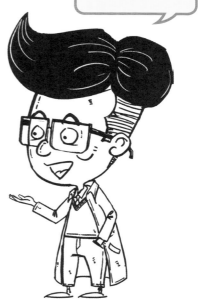

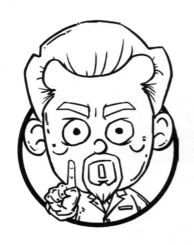

线索一：危害大

这个杀手像是跟阎王爷很熟，他一出手不是致残就是致死，所向披靡，无一幸免。

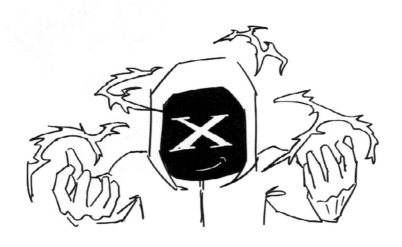

听说以他的身手，能跻身"死因榜——地狱年底业绩榜"的前三名。
而长期在这个"死因榜"排第一、第二的就是"臭名昭著"的心
脑血管疾病和让人"闻风丧胆"的癌症。

这个神秘杀手不仅要命，要对付他还费钱。
凡被他盯上，破财也未必能消灾。

地狱年底业绩榜

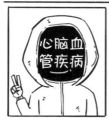 第一名

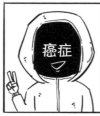 第二名

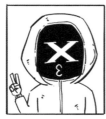 第三名

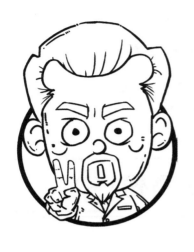

线索二:
受害者人数众多

这个杀手一般潜伏在人群中，不易被察觉。受害者大多为中老年人。

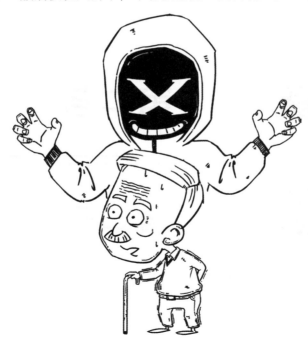

年轻人要是掉进了杀手的陷阱，他也不会放过。

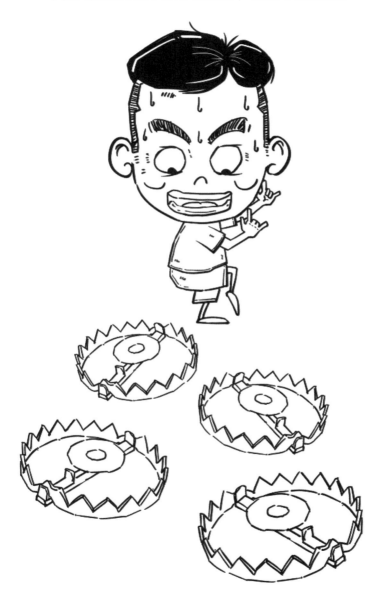

40 岁以上的人群中，每 8 个人就有 1 个被他盯上。
在中国患病人数将近 1 亿，与高血压、糖尿病等量齐观。

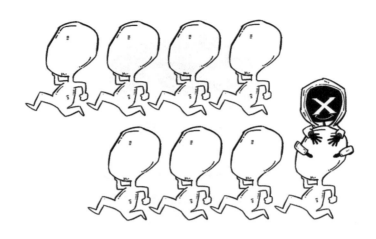

但是跟高血压、糖尿病这两个"人尽皆知"的大坏蛋不一样的是，
这个杀手很低调。人们对他的了解很少。

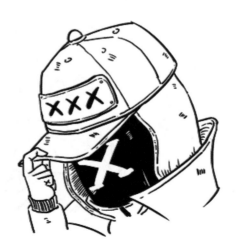

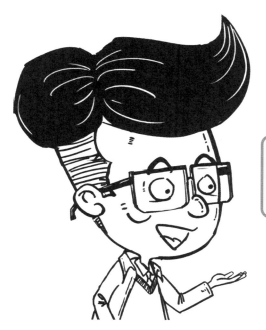

这么厉害的杀手按理说大家应该对他都很警惕的呀？就像人们谈癌色变、谈"艾"色变一样。为何他能如此逍遥呢？

那还不是因为在早期，受害者不易察觉吗？

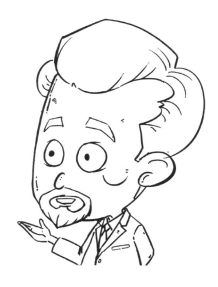

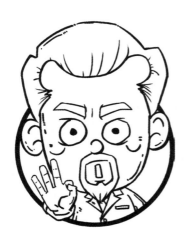

线索三：
在早期，受害者不
易察觉！

这个杀手特别擅长伪装。他混迹在人群中，不容易被人们发现。
60% 的受害者，在被他迫害的早期，
没有任何不舒服，或者误认为是自己老了，又或者误以为是得了
其他疾病。

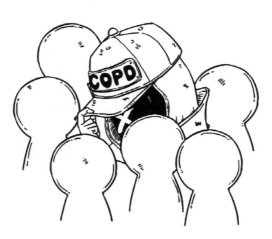

一旦等到出现典型的不舒服症状时，
人体的呼吸功能已经至少损失 50% 了。

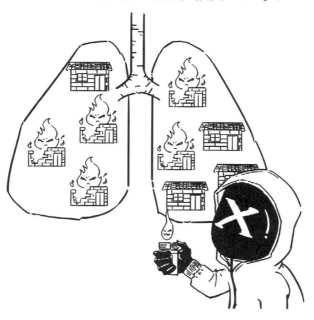

肺城之前也上报过类似的
袭击事件，总部一直没有
引起重视，直到气体"进
出口贸易额"逐渐下降，
才发现问题很严重。

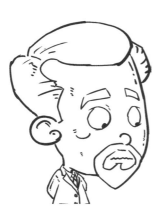

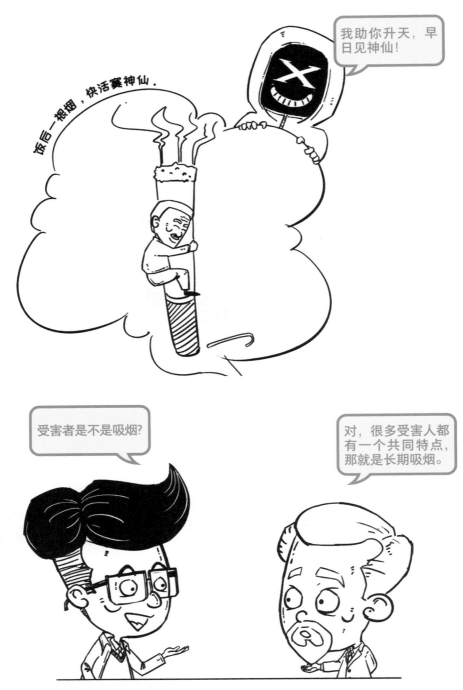

18

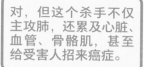

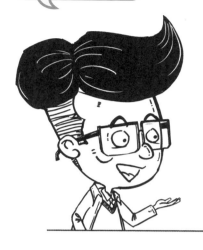

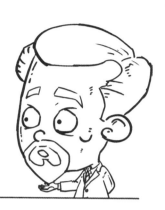

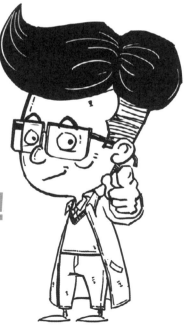

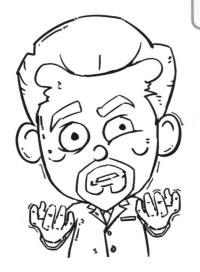

凶手只有一个，就是他
——慢性阻塞性肺疾病（COPD）

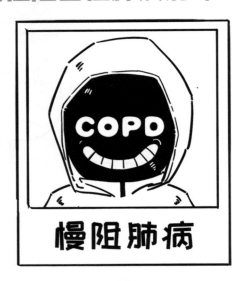

健康档案

　　慢性阻塞性肺疾病，小名慢阻肺病，英文名 COPD，个性特点：人狠话不多。慢性阻塞性肺疾病是最常见的慢性呼吸系统疾病。从名称上，我们来了解一下什么是慢阻肺病？

- 慢性：慢性意味着这个病持续时间长，患病后疾病会一直存在。目前还没有治愈慢阻肺病的方法，但我们有很多办法来控制病情、管理疾病。慢阻肺病的症状可能需要很多年才出现。当症状出现时，有些类似"悄悄地进村，打枪的不要"，不容易被人发觉。绝不像心肌梗死、脑出血一样，来势凶猛，不容你忽视。

- 阻塞性："阻塞"可以说是慢阻肺病的关键特征了，指的是气体进出我们的肺不通畅，受到阻碍。这往往是由于气体进出的通道发生了"交通拥堵"。当新鲜的氧气进不来，体内"废气"排不出去，很快机体就会出现缺氧的症状。阻塞越严重，气体进出越缓慢，不舒服的症状就越严重。

- 肺疾病：慢阻肺病主要受累的器官是肺脏。但要注意的是，慢阻肺病可不仅只损伤肺。慢阻肺病的炎症损伤是全身性的。另外，慢阻肺病患者往往同时存在多种合并症，如心血管疾病、糖尿病、胃食管反流、骨质疏松、癌症等。

第 2 章

肺城往事
——正常呼吸系统结构和
功能介绍

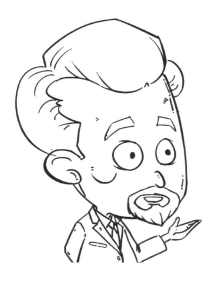

既然您知道这个杀手的底细，那请尽快想想招儿，告诉我们该如何应对慢阻肺病吧！

别急，咱们先要从肺城的结构说起。

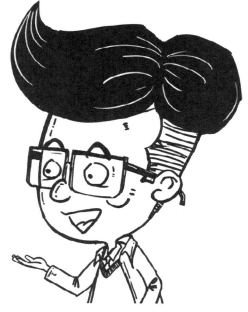

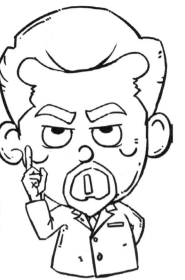

那好，我就介绍一下
人体呼吸功能，您就
明白肺城的重要性了。

　　肺城负责人体世界的气体交换。
　　气体交换也被称为呼吸。
呼吸是维持人体生命活动必需的基本生理
过程。一旦呼吸停止，人体生命便将终结。

　　人体呼吸系统是由呼吸道和肺组成的，主要功能包括通气和换气。
　　先来说说通气功能。
　　呼吸道包括鼻、咽、喉、气管和各级支气管，它们是气体进出肺
城的交通要道，主要承担通气功能。

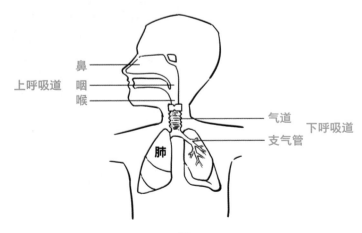

其中，支气管是气管分出来的分支，一级级分叉，像倒着的树杈。
它们组成了肺城的交通网。

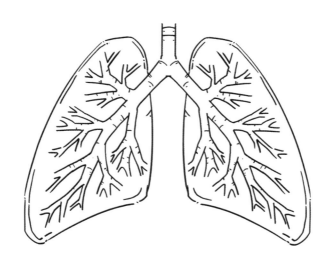

居住在支气管壁内的居民有很多，主要可分为三类，
分别是纤毛细胞、杯状细胞和平滑肌细胞。

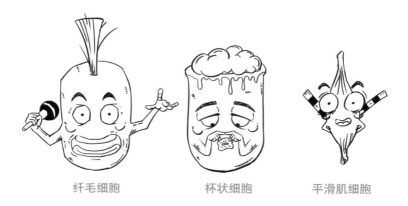

纤毛细胞　　　　　　杯状细胞　　　　　　平滑肌细胞

首先，我们先认识一下纤毛细胞。他们头上有纤毛，是支气管环卫工，江湖人称"扫把头"，爱好唱歌，独门武器是头上的纤毛。

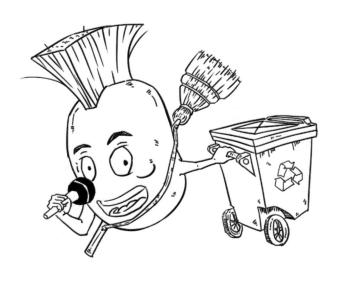

每个纤毛细胞的头顶有 200 ～ 300 根纤毛。

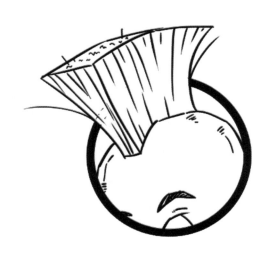

当纤毛摆动起来，可以形成波浪，像扫把一样，
可以把支气管内的分泌物向咽部排出。

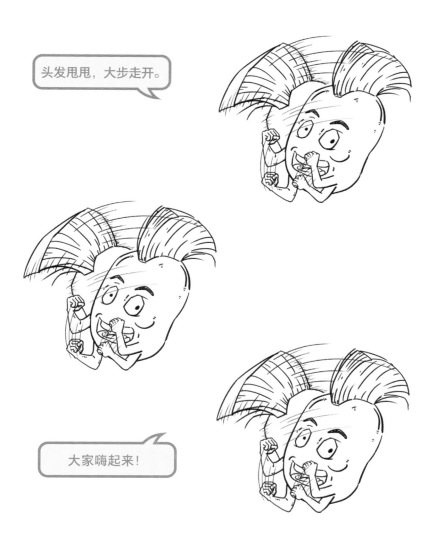

再认识一下杯状细胞。他们长得像杯子，
是支气管的洒水工，性格比较柔弱，一受刺激就喜欢哭。

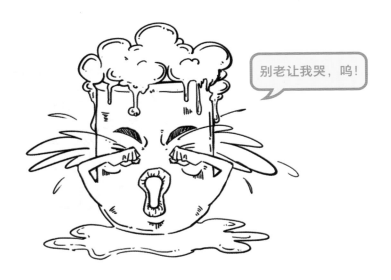

你看，在他们的身体里，有很多泡泡，这就是黏液。
一旦杯状细胞哭起来，就会把泡泡里的黏液排到支气管管腔里。
黏液可以包裹粉尘和细菌等各种入侵物，形成痰液，防止入侵物
在气道里扩散。

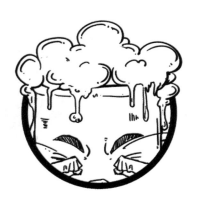

纤毛细胞再把这些痰液扫出气管和支气管。

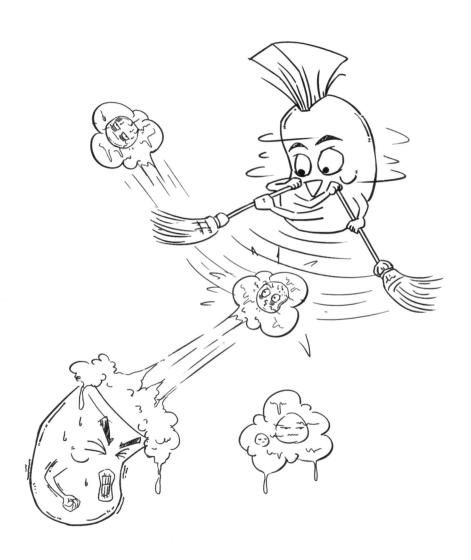

在纤毛细胞和杯状细胞的合作下，
肺城大大小小的街道才能保持干净与整洁。

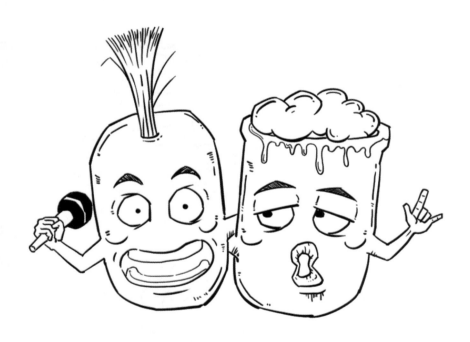

最后，再来认识一下平滑肌细胞。
平滑肌细胞是支气管交警，性格暴躁，主要职责是维护支气管交通。

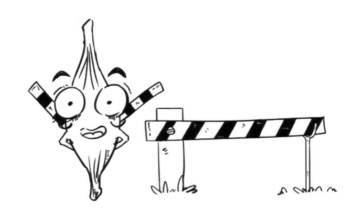

平滑肌细胞可以调节支气管口径的大小。
当他们放松时，支气管管径变大，气体进出非常通畅。

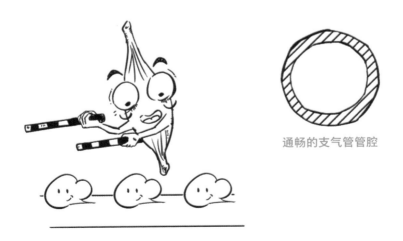

通畅的支气管管腔

一旦平滑肌细胞受到细菌、炎症介质等刺激，就会被激惹，变得暴躁。

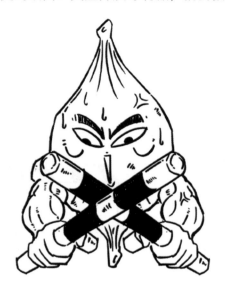

这时，支气管管径就会变小，管腔里变得非常拥挤，气体进出会受阻。严重时，气体分子进出肺城得排长队。

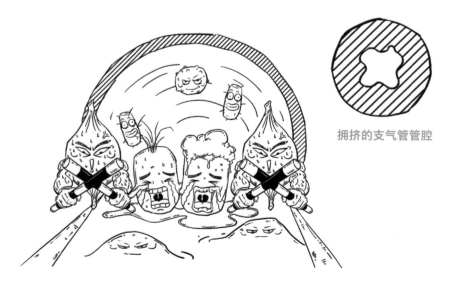

拥挤的支气管管腔

32

在纤毛细胞、杯状细胞和平滑肌细胞的配合下，肺城各级道路干净整洁，秩序井然，气体进出畅通无阻。

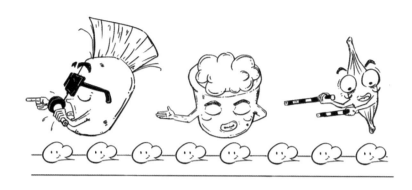

除通气功能外，各级支气管还有加温、加湿、过滤、清洁的作用。让每一个进入肺城的空气分子享受宾至如归的美好体验。

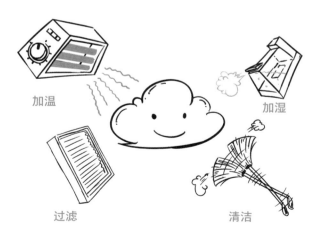

加温

加湿

过滤

清洁

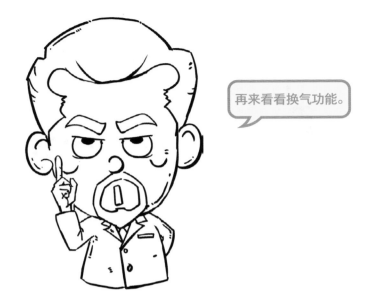

随着支气管一级级分支，到最末端连接着一个个肺泡。

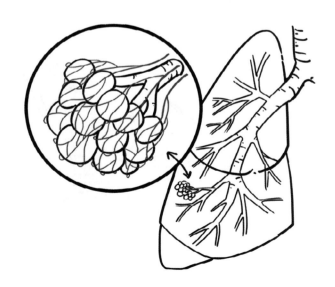

肺泡是由单层的肺泡上皮细胞围成的空心囊泡。

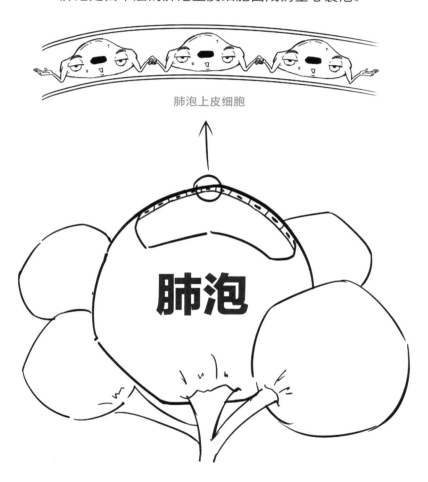

肺泡上皮细胞

肺泡

在肺泡的周围，包绕着毛细血管。毛细血管壁是由一层血管内皮细胞围成的。
众多的毛细血管紧贴着肺泡形成毛细血管网。气体的交换就发生在这里。

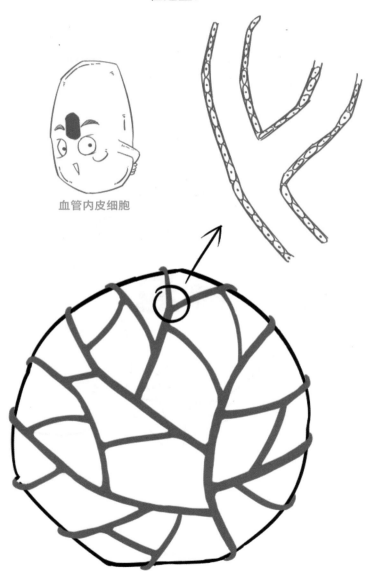

血管内皮细胞

肺泡里的气体（O₂），先后穿过肺泡上皮细胞、血管内皮细胞，进入到毛细血管里。

气体随着血液循环，被运输到人体其他组织中。

同样的，毛细血管里的气体（CO₂）也可以穿过血管内皮细胞、肺泡上皮细胞进入到肺泡，

再通过一级级支气管运输排出体外。

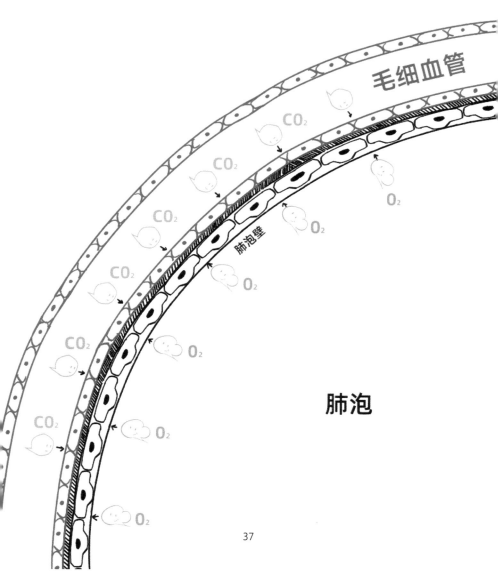

像这样的肺泡，肺城里大概有数亿个之多。
假如把全部的肺泡都平铺开来，总面积相当于 80 m^2。
这极大地提高了气体交换的效率。

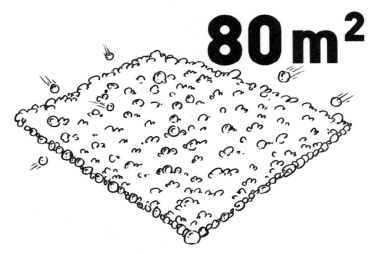

$80\,m^2$

这就是往日里，肺城正常运转时的情况。那时的肺城作为气体进出口港口城市，南来北往的气体分子们都在这里交换，整个肺城无比繁华。您看看，现在这样，真是让人痛心不已呀。

是呀，只有通气与换气功能正常，人体才会拥有健康呼吸。我们赶紧去实地查看一下受袭击后的肺城到底变成了什么样吧。

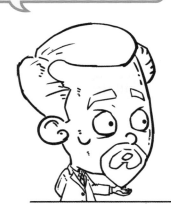

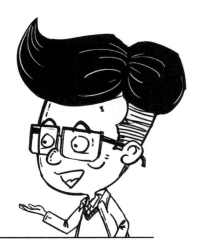

健康档案

认识我们的呼吸系统

　　人体呼吸系统由呼吸道和肺组成。呼吸道包括鼻、咽、喉、气管及各级支气管。我们常把鼻、咽、喉称为上呼吸道，将气管和各级支气管称为下呼吸道。一级级的支气管越分越细，呈树枝状，称为支气管树。支气管树的末端连接着肺泡。肺泡是直径约 200 μm 的多面形囊泡。每一侧肺有 3 亿～4 亿个肺泡，总面积可达 70～80 m^2。

　　呼吸是人们少数能有意识控制的自主功能之一。呼吸是人体与外界环境进行气体交换的过程，包括肺通气和肺换气。呼吸道是肺通气时气体进出肺的通道，同时还具有加温、加湿、过滤和清洁等保护作用。肺泡则是进行气体交换的主要场所。呼吸道与肺泡的巧妙组合，能将大量的氧气快速有效地输送给人体。

第 3 章

肺城风暴眼
——慢阻肺病的发病机制

近来，肺城地区连续发生"恐怖袭击"。
一个号称"慢阻肺病"的神秘杀手声称对袭击事件负责。

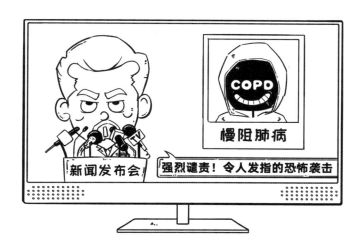

据最新消息，免疫部队第一时间已经紧急驰援肺城。
大医生在人体司令的陪同下，连夜赶往肺城，实地了解肺城受袭击情况。

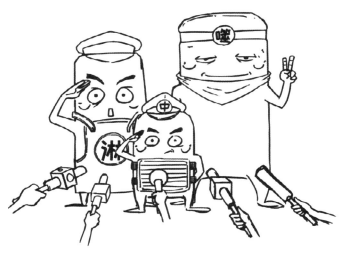

为了让观众朋友们更直观地了解受到袭击后的肺城变成什么样了，
本台非常荣幸邀请到大医生做客"新闻直播间"，
与观众朋友们面对面聊聊肺城现状。

肺城目前受袭击的范围很广，保守估计在 70% 以上。这些杀手实施的袭击有组织、有规划。

感谢大医生这次亲临袭击第一线。您工作非常繁忙，咱们闲话少叙，请大医生跟我们讲讲袭击后的肺城现在怎么样了？

经过现场实地勘探，我发现他们主要攻击三个部位，分别是气道、肺泡和肺内血管。

我先给大家介绍一下这三个部位的情况。

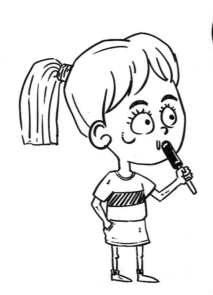
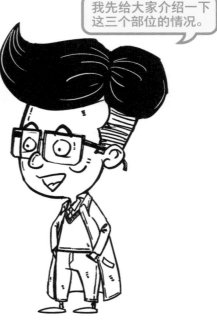

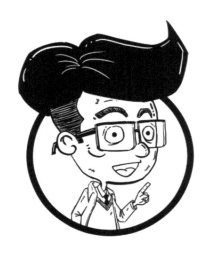

1. 气道阻塞

气管以及各级支气管作为肺城的交通要道，是这些杀手首先袭击的对象。杀手们在气管里横冲直闯，打砸抢烧，导致路面坍塌，交通堵塞，一片狼藉。

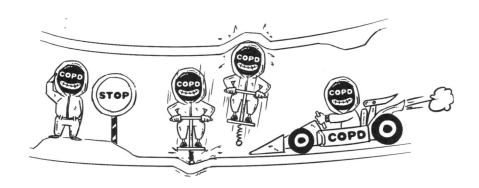

大量的纤毛细胞被袭击倒地，他们头上的纤毛也遭到破坏，清除能力严重下降。

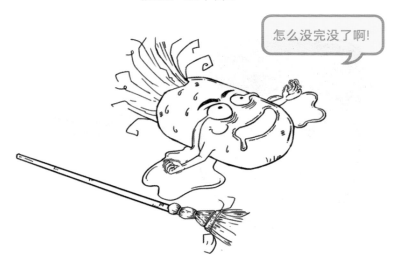

袭击发生后，杯状细胞受到惊吓刺激，分泌大量的黏液。

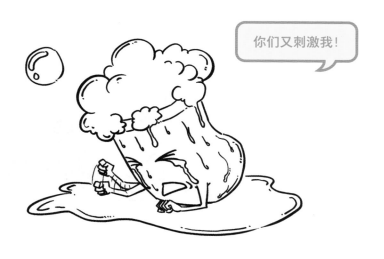

作为支气管交警的平滑肌，被外来袭击激惹，变得暴躁不安。它们在支气管各通道路口设置路障，严密盘查进出的气体分子及各种颗粒，试图找出混迹于其中的杀手。

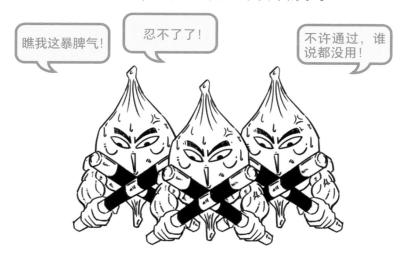

机体的炎症细胞，比如，中性粒细胞、淋巴细胞、巨噬细胞，迅速向肺城集结，赶往气道，抓捕、清理混进来的杀手。

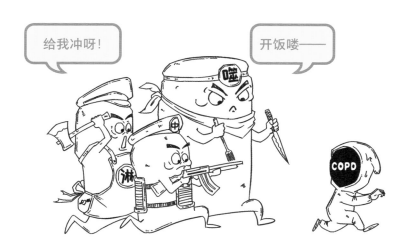

与此同时，肺城修理工——成纤维细胞全部出动，
在袭击后抢修受损的气管和支气管。

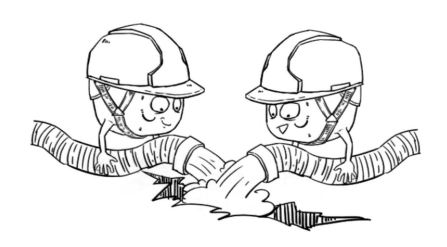

然而，由于袭击持续时间长，损毁过于严重，纤毛细胞和杯状细
胞都不堪重负。
一排排纤毛细胞倒地，纤毛损坏变短；杯状细胞不断地哭泣，
大量黏液让原本就受损的气道拥堵得更为严重。

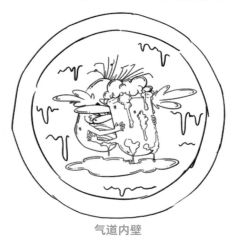

气道内壁

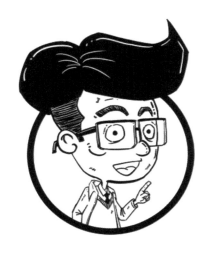

2. 肺气肿

在袭击中，有些杀手会溜进肺泡里。

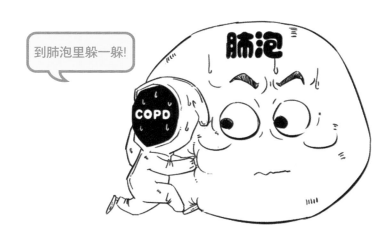

为了消灭这些杀手，闻风赶来的免疫部队会向隐藏有杀手的肺泡开炮。炮弹里含有特制的"穿孔素"和"颗粒酶"。"穿孔素"能在细胞表面打洞，让细胞"爆破"。紧接着"颗粒酶"通过穿孔素打开的洞，进入到细胞内，导致细胞裂解死亡。

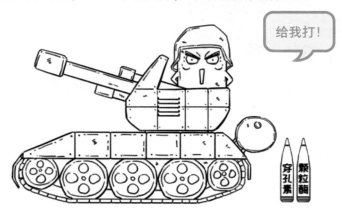

一通炮轰后，这些杀手终于投降了，然而肺泡也变得千疮百孔。

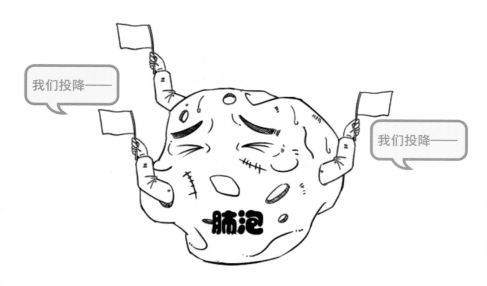

时间一长，肺泡壁发生断裂，融合成肺大疱。

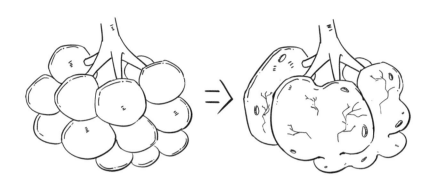

肺大疱的气体交换能力会显著下降。

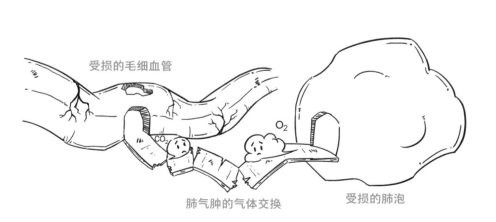

受损的毛细血管

CO_2

O_2

肺气肿的气体交换

受损的肺泡

49

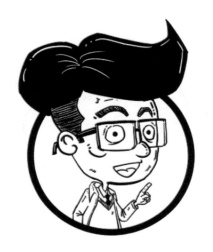

3.肺血管受损

俗话说，城门失火，殃及池鱼。

肺泡受到了如此大的创伤，紧挨着肺泡的肺毛细血管网也不可避免地受到牵连。一方面肺泡壁的破坏，使得肺泡外缠绕的毛细血管网数量减少。

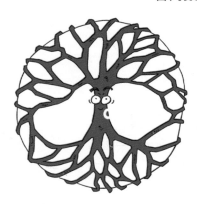

正常状态下的肺泡和毛细血管

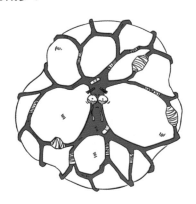

病变状态下的肺泡和毛细血管

为了保护血管，防止这些杀手入侵。
血管壁的弹性纤维增厚，血管平滑肌增生肥厚。
这使得血管壁增厚，管腔变窄，更"抗造"。

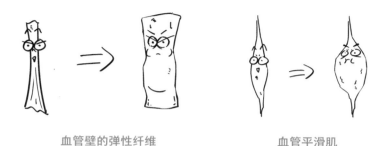

血管壁的弹性纤维　　　　　　　　血管平滑肌

另一方面，在肺内小血管里，会到处设置路障（微小血栓形成），
抵挡坏人入侵。
这势必会影响到正常气体的运输。

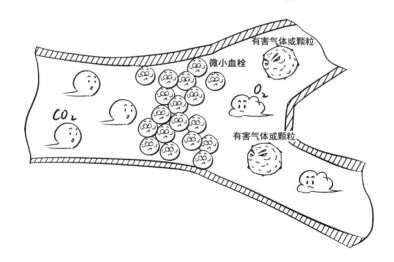

51

假如只有一次袭击，在大家的努力下，肺城的秩序很快就可以得到恢复。

然而，如果袭击是隐蔽、持续的……

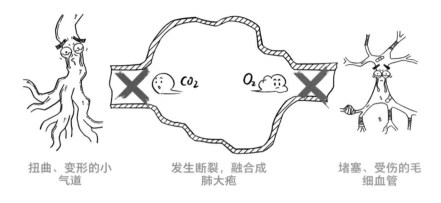

扭曲、变形的小气道

发生断裂，融合成肺大疱

堵塞、受伤的毛细血管

时间一久，反复的袭击与修补会让肺城的建筑扭曲、变形。

气体进出气道会受阻，气体交换效率下降，氧气进不来，二氧化碳出不去。

通气和换气功能都发生障碍。肺城陷入一片混乱。

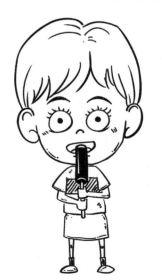

非常感谢大医生的讲解。没想到，肺城的袭击是如此的严重。

谢谢大医生为我们带来现场第一手信息。本台将持续关注肺城袭击事件。

本期"新闻直播间"到此结束，我们下期再见。

健康档案

慢阻肺病的病理改变是怎样的？

慢阻肺病特征性的病理改变主要存在于气道、肺泡和肺血管。在有害气体或颗粒的损伤下，大气道主要是炎症细胞浸润，纤毛细胞损伤，气道自身的清除能力下降。杯状细胞和黏液分泌腺增多，分泌大量的黏液。而在外周，反复的损伤和机体修复容易让直径原本就小（< 2 mm）的小气道发生变形，气道管壁扭曲、管周纤维化，使得小气道狭窄。这在医学上被称为"气道重塑"。一旦发生了气道重塑，要想恢复原样就很难了。这些损伤周而复始，就会影响气体的进出。

位于小气道末端的肺泡，由于气流阻塞，肺泡会过度膨胀，弹性降低。肺泡之间间隔破坏，相互之间融合形成肺气肿、肺大疱，影响气体的交换。在早期，病变较轻时，肺气肿主要出现在肺的上部。随着病变进展，整个肺部都可以被累及。

在慢阻肺病的早期，肺内小血管就开始出现血管内膜的增厚。随着病变加重，血管平滑肌会增生肥厚，血管壁进一步变厚。肺泡毛细血管网的数量会减少，在小血管里还能看到很多小血栓形成。

随着肺组织不断受损，肺功能逐渐丧失。在早期人们可能没有察觉，一旦出现咳嗽、呼吸困难的症状，肺功能的不可逆损伤就已经超过 50% 了。

第4章

揭秘这些杀手的帮凶
——认识慢阻肺病的危险
因素

面对肺城遭受袭击后的破败不堪，
人体司令非常生气，决心一定要把沉默杀手——慢阻肺病缉拿归案。

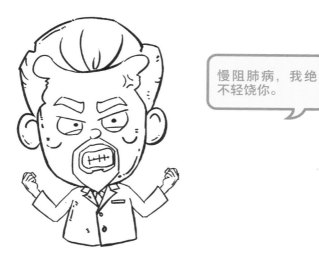

慢阻肺病，我绝
不轻饶你。

不过，一直有一个问题萦绕在人体司令心中，慢阻肺病这个家伙如
此阴险，就凭他一个人能把肺城祸害成这样吗？

别着急，慢阻肺病
还有很多帮凶，听
我慢慢道来。

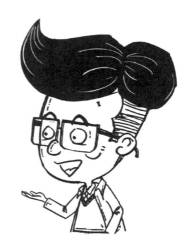

1. 头号帮凶——烟草家族

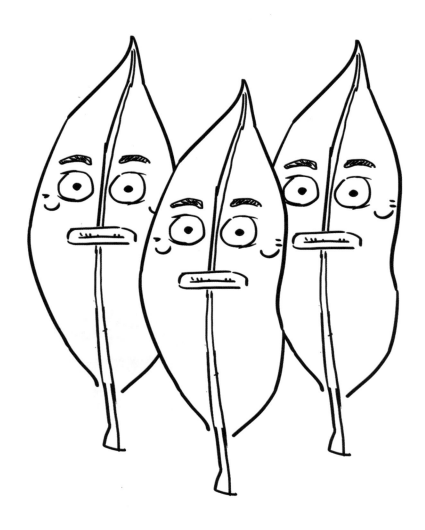

在人类历史上，烟草是一种发现比较晚的作物。在哥伦布发现新大陆之前，除了美洲印第安人外，全世界没有一个民族知道吸烟是怎么回事。

如今，吸烟的风气已经遍及地球各个角落。

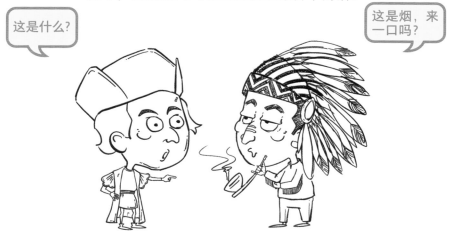

烟草在不完全燃烧过程中，会产生 7000 余种化学物质。目前可从中分离出几百种有害物质。

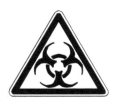

7000 余种化学物质

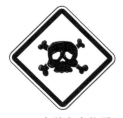

250 余种有害物质

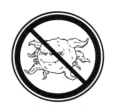

69 种致癌物质

烟草烟雾主要由两部分组成。

气相部分占 92%

颗粒相部分占 8%

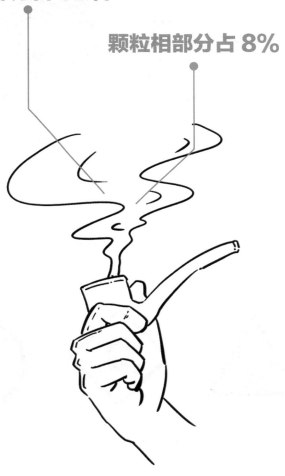

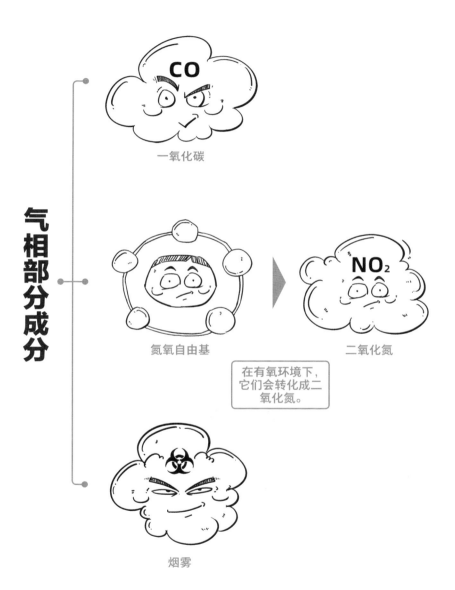

气相部分成分

一氧化碳

氮氧自由基

二氧化氮

在有氧环境下，它们会转化成二氧化氮。

烟雾

气相部分：一氧化碳

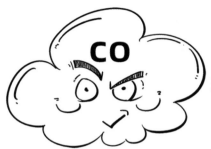

每支烟燃烧时排出的一氧化碳大概是 **12～20 ml**。

一氧化碳可以与血液中的血红蛋白迅速结合，不仅减少血红蛋白携氧量，还抑制血红蛋白中氧的释放。

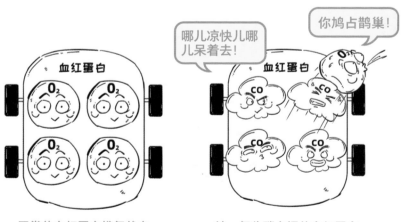

正常的血红蛋白携氧状态　　　　被一氧化碳占据的血红蛋白

气相部分：氮氧自由基

烟雾中含有高浓度的氮氧自由基。在有氧环境下，它们会转化成二氧化氮。

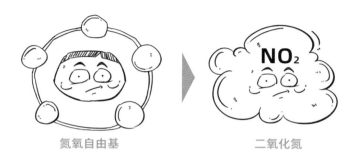

氮氧自由基　　　　　　　　　　　　二氧化氮

二氧化氮与呼吸道中的水结合会生成硝酸和亚硝酸，对肺组织产生强烈的刺激及腐蚀作用，增加肺泡壁及毛细血管的通透性。

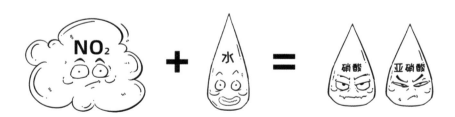

气相部分：烟雾

烟雾里还有胺类、醛类、酚类、烷烃、多环芳烃类、杂环族化合物、重金属元素及有机农药……对人体造成各种危害。

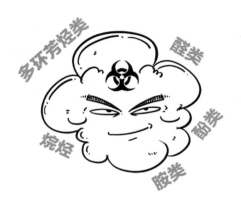

颗粒相成分

通过香烟过滤嘴的颗粒物直径为 0.2 ～ 1 μm。
这些气溶胶主要由水、尼古丁和焦油组成。
吸烟者深吸气时，这些有害颗粒完全可以进入到肺泡内。

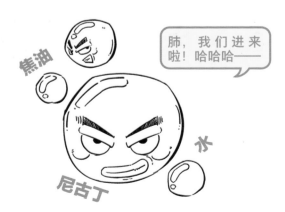

吸烟可以引起呼吸系统结构和功能发生改变

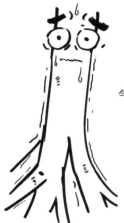

气道敏感度增高，吸烟者常出现咳嗽。

气道分泌物增多，咳痰增加。

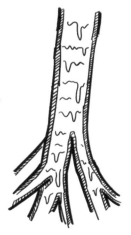

63

长期经受香烟烟雾的刺激，会导致气道阻塞、肺气肿，影响通气、换气功能。

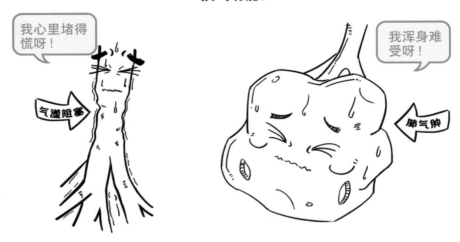

另外，吸烟还可以导致呼吸道免疫力减退，易出现呼吸道感染。

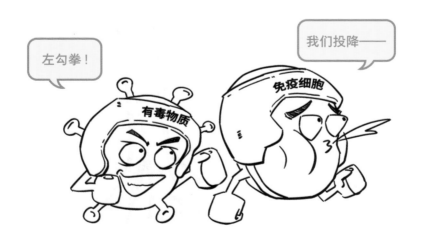

吸烟者发生癌症的风险显著升高。

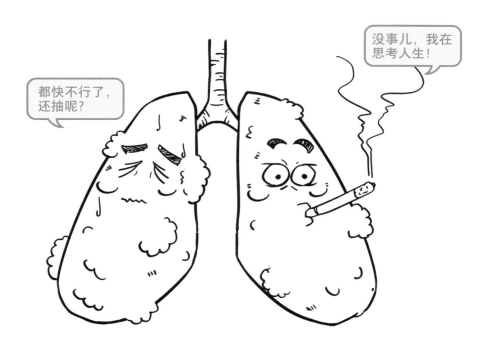

烟草家族的五大恶人
卷烟、雪茄、水烟、旱烟、烟斗
请远离它们。

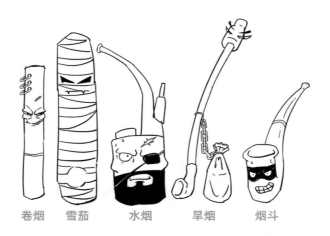

卷烟　　雪茄　　水烟　　旱烟　　烟斗

另外，电子烟虽然不含焦油等有害物质，
仍然可以造成肺部损伤，不可小觑。

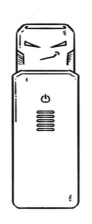

这个家伙害人不浅！

需要警惕的情况

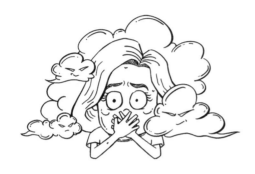

被动吸烟:

被动吸烟的主要危害源是，吸烟者抽吸间隔，香烟无火焰燃烧产生的烟雾，即侧流烟雾。因为未经过过滤，加之燃烧不充分，含有更高水平的有毒物质。被动吸烟者同样会出现呼吸系统的损伤。

孕妇吸烟:

孕妇吸烟可以使早产、低体重儿的风险增加。被动吸烟的婴幼儿更容易出现呼吸道感染，肺的发育也比正常婴幼儿差。

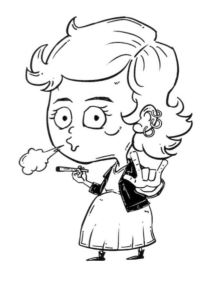

2. 杀手的小弟
——室内外空气污染

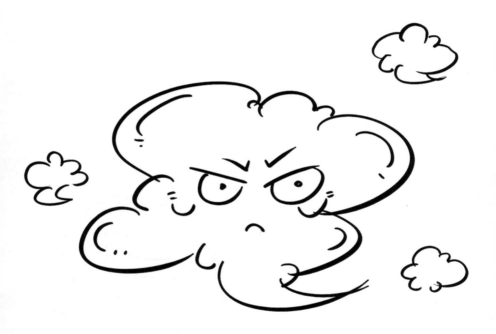

室外空气污染包括大气污染、职业粉尘暴露（比如：挖煤、挖矿）。

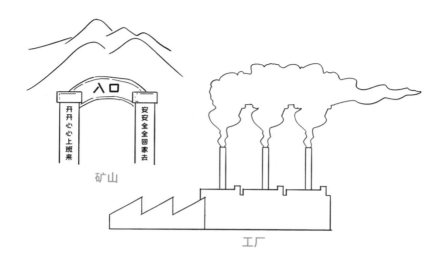

室内空气污染包括烹饪、燃料燃烧等产生的有害气体和颗粒。

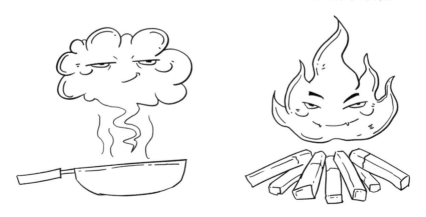

当呼吸系统长期遭受这些恶人的袭击时，慢阻肺病就离我们不远了。

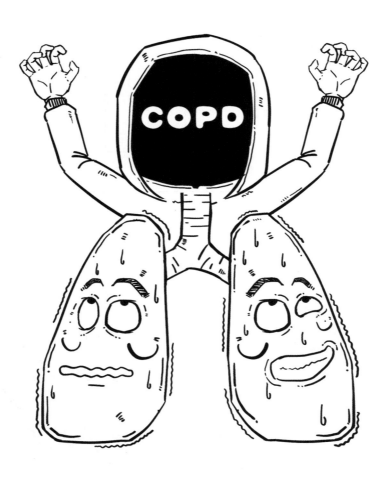

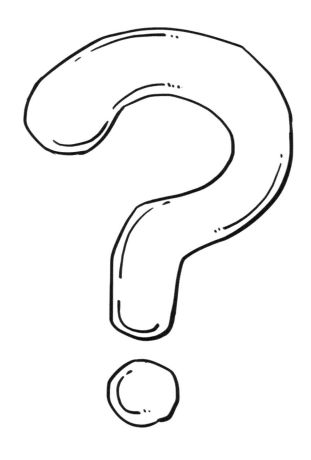

哪些人更容易受到慢阻肺病的困扰呢？

第一类

先天不足：遗传因素、肺的生长发育不全。

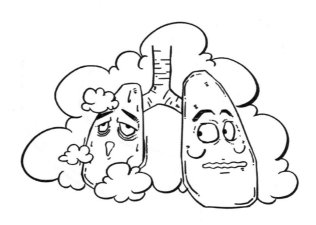

第二类

患有呼吸道相关疾病：哮喘、反复呼吸道感染等。

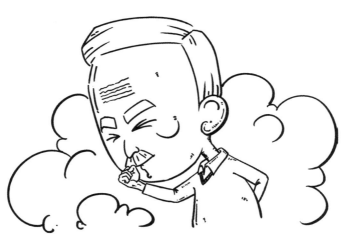

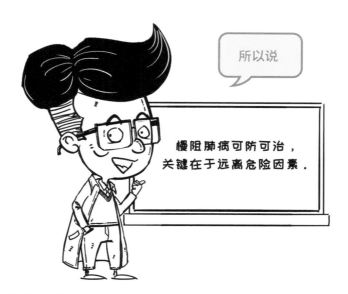

所以说

慢阻肺病可防可治，
关键在于远离危险因素。

健康档案

医生，我为啥会得慢阻肺病呢？

　　大多数慢阻肺病的发生都与长期吸入有害气体或颗粒有关。比如，吸烟、二手烟、室内外空气污染、职业粉尘暴露等。有部分患者，从未吸烟或者接触这些有害物质，仍然得了慢阻肺病。这部分患者患病可能与遗传、肺发育异常、小时候反复发生呼吸道感染等有关。

　　吸烟是引起慢阻肺病的第一大危险因素。烟草中含有超过7000种化学物质，其中有几十种能致癌。当香烟烟雾等有害气体或颗粒进入到肺里，会引起机体的炎症。机体并不欢迎这些外来的有害气体或者颗粒。于是，免疫系统就会启动。免疫细胞，诸如白细胞等，就会被召集到肺里。它们会释放各种酶或免疫因子，用于清除有害物质。但杀敌一千，自损八百，这些物质同时也可能会破坏正常肺组织。

　　假如外来的破坏持续时间短，机体会修复如初。很多吸烟者戒烟3个月后，日常咳嗽、咳痰症状可以消失。假如接触有害气体或颗粒时间长，肺组织破坏范围会更广，程度更深。对于吸烟者，当出现气道重塑时再戒烟，尽管还可以缓解咳嗽、咳痰症状，但也不能让被"洗劫"的肺组织恢复如初了。总之，别吸烟，如果你已经吸上了，戒烟当趁早。

第 5 章

人体世界的危机
——慢阻肺病临床表现及
并发症

话说，就在人体司令与大医生在分析讨论慢阻肺病的帮凶时。
人体司令部频频发来急电：人体状况告急！

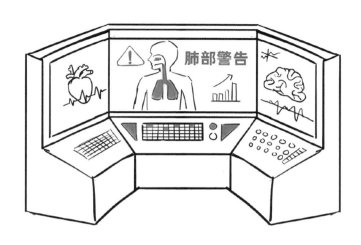

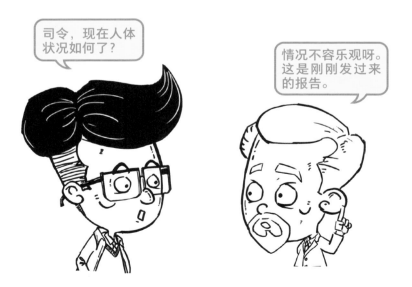

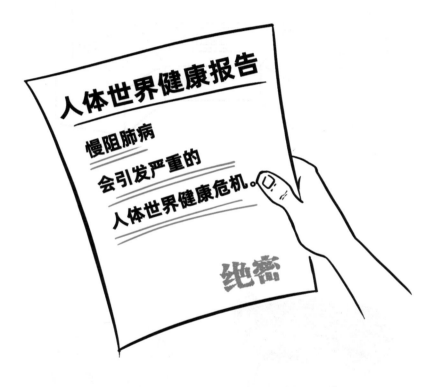

报告由两部分组成，分别记录了慢阻肺病所引起的
具体临床表现以及并发症。

第1部分
慢阻肺病引起的临床症状

1. 慢性咳嗽

咳嗽是慢阻肺病患者常见的症状，以晨起和夜间阵咳为主。

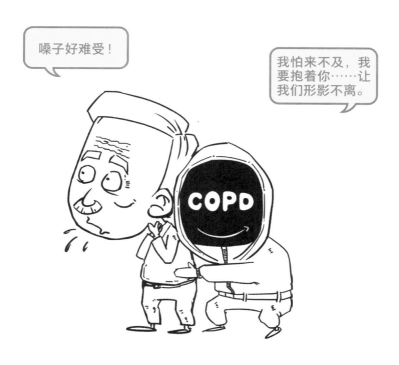

很多吸烟者日常有咳嗽症状，要警惕是慢阻肺病的症状。

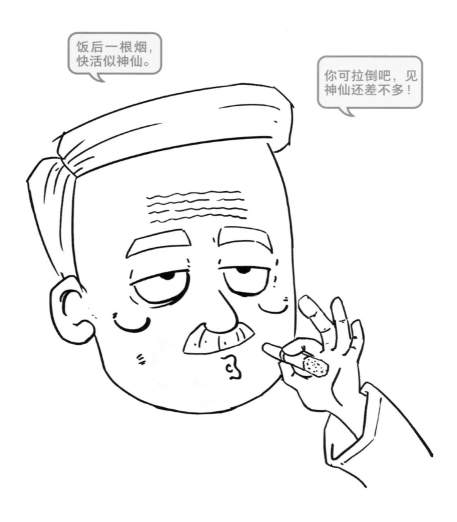

2. 咳痰

伴随着咳嗽，很多人有咳痰症状，一般多为白色黏痰。

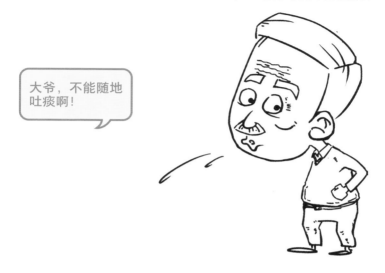

当病情加重时，会出现脓痰，不容易咳出。

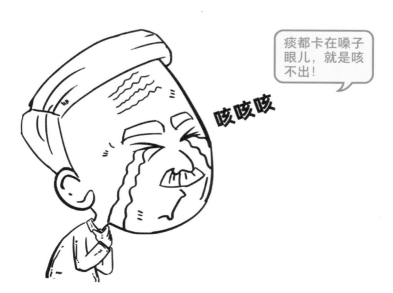

3. 活动后呼吸困难是慢阻肺病的标志性症状

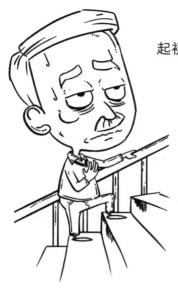

起初患者在活动后出现上气不接下气。

爬个楼，怎么还喘上了？以前不这样呀！

穿个衣服都那么费劲！

随着病情加重，日常活动时也出现气促。

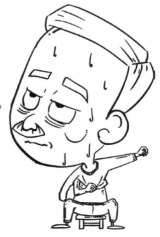

最后，患者于安静状态下也出现憋气。

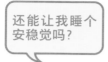

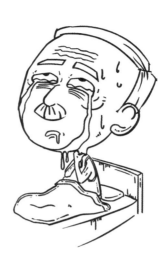

很多患者出现活动后呼吸困难，
常常误以为是自己年纪大，功能下降的正常反应。
如果发现自己活动耐量明显不如同龄人，一定要小心。

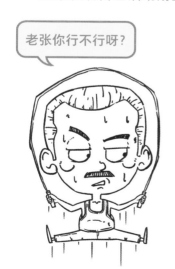

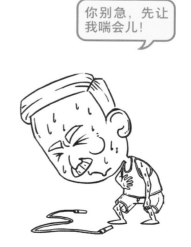

在慢阻肺病早期，患者可以没有任何明显的不舒服。
这是因为，我们的肺有足够的代偿功能。

什么是代偿功能呢？就好比大货车的备胎，
即使其中一个轮胎出现问题，也不会影响大货车的正常行驶。

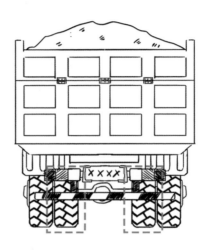

人体具有很强的代偿能力。就像大货车拥有非常多的"备胎"。
当肺里的损伤不到一定程度，肺功能下降就不会特别显著，
在疾病早期往往没有明显的不舒服表现。

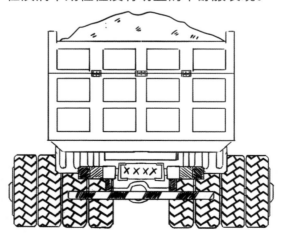

一旦出现呼吸困难的症状，就说明肺已经受到严重损伤了。

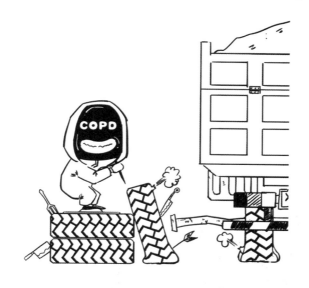

慢阻肺病发病很隐匿，容易被大家忽视。

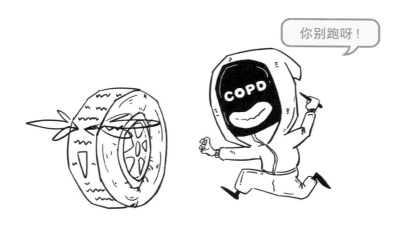

第 2 部分
慢阻肺病导致的并发症

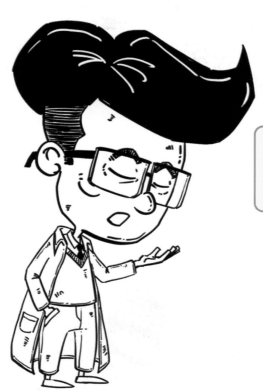

除了慢性咳嗽、咳痰和活动后呼吸困难，到了晚期，慢阻肺病患者还容易出现并发症，加重人体健康危机。

并发症一：呼吸衰竭

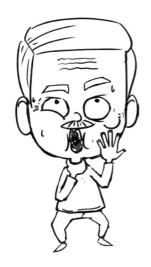

我是不是中毒了？

由于肺脏受损，气体运输与交换受阻。新鲜的氧气进不去，机体"废气"二氧化碳也排不出来。患者有缺氧的表现，呼吸困难严重，可出现嘴唇、指甲发紫。

当过多的二氧化碳积聚在体内，轻者可以出现胡言乱语，行为异常。

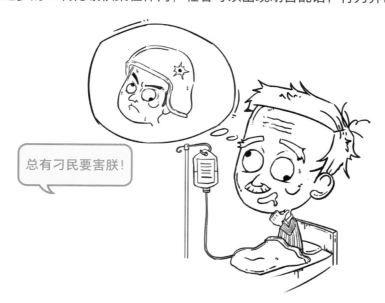

总有刁民要害朕！

重者则睡不够，叫不醒，甚至昏迷。

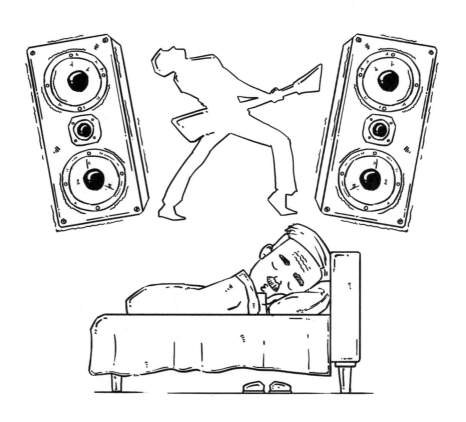

并发症二：自发性气胸

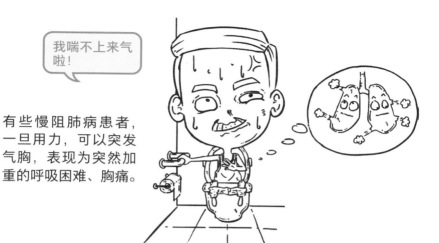

有些慢阻肺病患者，一旦用力，可以突发气胸，表现为突然加重的呼吸困难、胸痛。

气胸时，肺破了，气体进入到胸腔，压迫肺组织，呼吸困难的表现瞬间会加重。
这时需要紧急前往医院，进行急救处理。

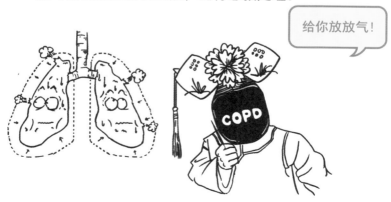

并发症三：心功能不全

长期的肺损伤，会引起肺血管压力增大，血液循环淤滞。
血管的压力一级级传导，最终引起心脏功能不全。

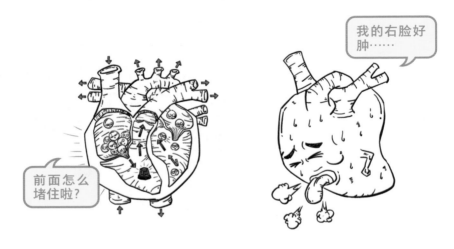

右心功能不全表现为食欲不振、腹胀、下肢水肿。

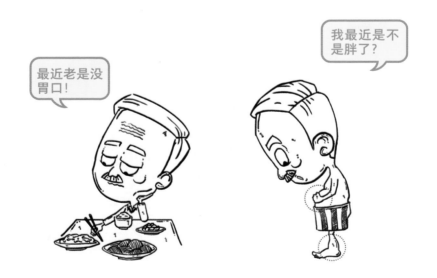

到了晚期，会出现慢性肺源性心脏病。

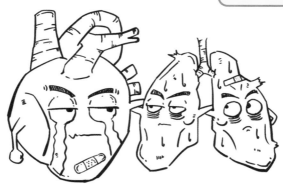

心肺不分家，真是一对儿难兄难弟！

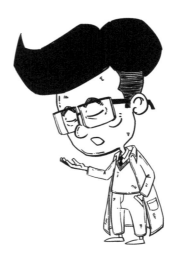

慢阻肺病患者存在呼吸困难，呼吸耗能比正常人大；不常活动，肌肉容易萎缩；加上食欲不振吃的少，慢慢会出现消瘦。

病前健壮，病后虚弱！

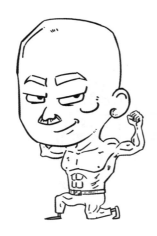
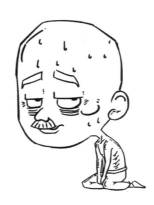

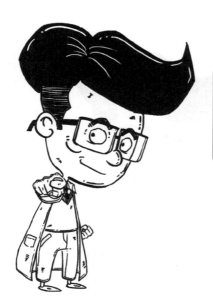

在这份人体健康报告的最后，还附上一份慢阻肺病自我筛查问卷，得分超过5分，需要警惕慢阻肺病，建议尽快去医院呼吸科查一查。

慢性阻塞性肺疾病筛查问卷

　　这是一份有关您最近呼吸状况和活动能力的问卷，请您回答问卷时选择最能描述您实际情况的答案。

1. 过去的一个月内，您感到气短有多频繁？

从未感觉气短	很少感觉气短	有时感觉气短	经常感觉气短	总是感觉气短
□ 0	□ 0	□ 1	□ 2	□ 2

2. 您是否曾咳出"东西"，例如黏液或痰？

从未咳出	是的，但仅在偶尔感冒或胸部感染时咳出	是的，每月都咳几天
□ 0	□ 0	□ 1

是的，大多数日子都咳	是的，每天都咳
□ 1	□ 2

3. 请选择能够最准确描述您在过去的 12 个月内日常生活状况的答案。因为呼吸问题，我的活动量比从前少了。

强烈反对	反对	不确定	同意	非常同意
□ 0	□ 0	□ 0	□ 1	□ 2

4. 在您的生命中，您是否已至少吸了 100 支烟？

否	是	不知道
□ 0	□ 2	□ 0

5. 您今年多少岁？

35～49 岁	50～59 岁	60～69 岁	≥70 岁
□ 0	□ 1	□ 2	□ 2

　　问卷评估办法：

　　在下面的空白处，写上每个问题的答案旁边的数字。将这些数字相加，得到总分。总分为 0～10 分

_____ ＋ _____ ＋ _____ ＋ _____ ＋ _____ ＋ ＝ _____
　#1　　　#2　　　#3　　　#4　　　#5　　　　总分

　　如果您的总分≥5 分，说明您的呼吸问题可能是慢性阻塞性肺疾病（COPD）导致。慢阻肺病通常称为慢性支气管炎和（或）肺气肿，是一种缓慢进展的严重肺疾病。虽然慢阻肺病不能治愈，但它是可以控制的。

　　请将填好的问卷拿给医生看。您的得分越高，说明您有慢阻肺病的可能性越大。医生可以做一个简单的呼吸测试（也称为肺功能测定），帮助评价您的呼吸状况。

　　如果您的总分在 0～4 分，而且您有呼吸问题，请将这份问卷拿给医生看。医生会帮助您评估呼吸问题的类型。

量表来源：中华医学会，中华医学会杂志社，中华医学会全科医学分会，等.慢性阻塞性肺疾病基层诊疗指南（2018 年）[J].中华全科医师杂志，2018，17（11）：856-870.

健康档案

慢阻肺病的症状为何千人千面？

慢阻肺病是一个异质性疾病。所谓异质性，就是不同的患者表现出来的疾病特征是不一样的。一方面，异质性表现为千人千面。比如，张三可能只咳嗽，李四一点咳嗽都没有，但一活动就憋得厉害。另一方面，异质性还可以表现在同一个患者日常的症状变化差异也很大。有些时候症状很轻，跟没事人一样。有些时候症状严重到简直要了命。

尽管慢阻肺病的症状具体到每一位患者可能有差别。但慢阻肺病患者有一些共同的症状：

呼吸困难，呼吸时感到费劲，老百姓常描述为：上气不接下气、气促、气急、气憋着出不来、迫切需要吸氧等。一般来说，活动后呼吸困难程度要更严重。呼吸困难是患者出现焦虑情绪的主要原因。

经常咳嗽，伴有或者不伴有咳痰；很多吸烟者会有咳嗽、咳痰，甚至有人靠吸烟来刺激咳痰，这种行为无异于饮鸩止渴。

喘息。喘息时，患者能感到气管内发出呼啸声，像吹笛子一样。有人误认为，出现喘息是哮喘的表现，这是不对的。喘息只能说明气道变窄，空气通过狭窄处引起了空气振动，发出了声音。至于是什么原因引起的狭窄，慢阻肺病可以，哮喘可以，肺癌可以，心力衰竭也可以。

乏力。慢阻肺病患者常常有"身体被掏空"一般的乏力感。乏力和疲惫会影响患者日常的活动，以及生活质量。

消瘦、肌肉萎缩和食欲减退常常出现在重度慢阻肺病患者身上，这是预后不好的标志。当患者出现下肢水肿，尤其是脚踝水肿时，可能病情已经影响到了心脏的功能。

第6章

肺城的体能测试
——确诊慢阻肺病需要做
肺功能检查

大医生读完了报告，就在这时，司令部再次发来急电。据说心脏地区频发报警，估计与肺城恐怖袭击有关联。

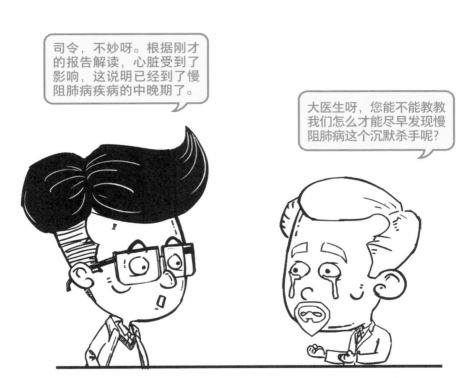

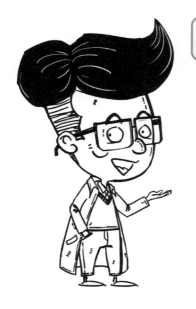

办法还是有的，那就是做肺功能检查。

呼吸功能一般包括通气功能和换气功能。要想对呼吸功能进行评估，就需要做肺功能检查。

常规肺功能检查一般检测三大块内容

肺功能检查

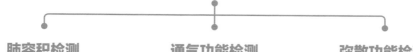

肺容积检测　　　　　通气功能检测　　　　　弥散功能检测

随着呼吸的周期变化，肺内容纳的气体量是不同的。
肺容积检测就是评估不同生理状态下肺内容纳的气体量，
以此来反映肺的大小和功能。

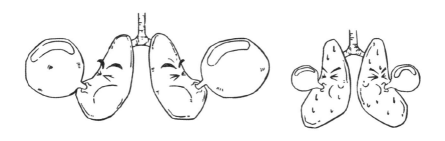

通气功能，顾名思义，就是来判断气体在气道里运输是否顺畅。

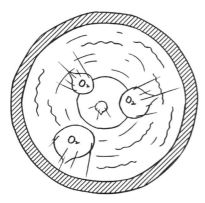

通畅无阻的气管与支气管

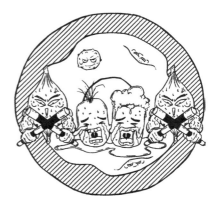

拥堵的气管与支气管

通过通气功能的检测，
我们可以间接判断气管和支气管是否有狭窄，气流有没有受阻。

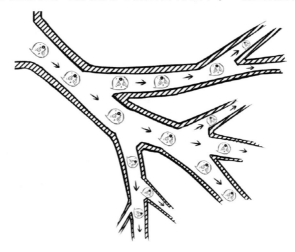

通畅的气管和支气管

换气功能指的是气体在肺泡和毛细血管之间进行交换的能力。
要评估换气功能就需要用到弥散功能检测。

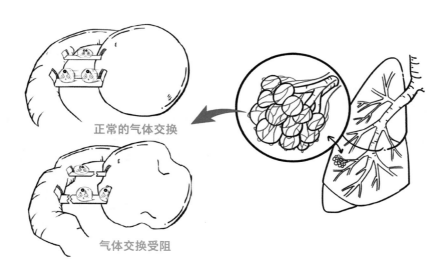

正常的气体交换

气体交换受阻

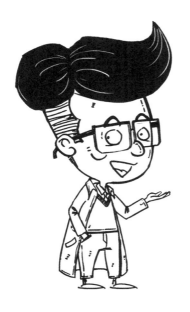

肺功能检查，其实就是给我们的呼吸功能做体能测试。肺功能检测仪，就相当于做体测的教官。

大家好，我是肺功能检测仪。下面我来给大家介绍如何给呼吸系统做体测。

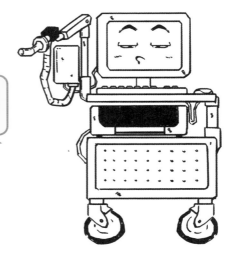

第一项:
肺容积检测

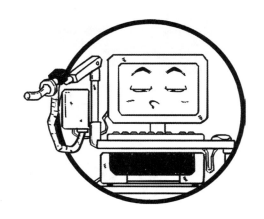

当我们安静呼吸时,一呼一吸周而复始,就跟潮起潮落一样。每次吸入或者呼出的气体量,就叫做潮气量,正常大概 500 ml。

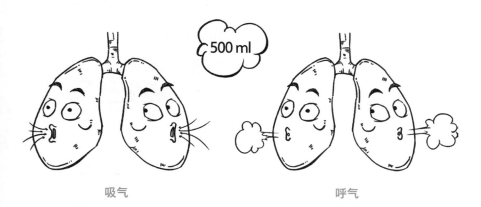

吸气 呼气

当我们在深吸气后深呼气，肺内能呼出的气体量叫做肺活量。做体测时经常会检测肺活量。

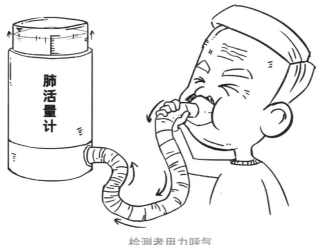

检测者用力呼气

哪怕我们用尽全力，把肺内气体都呼出去后，其实还是会有一部分气体残留在肺里，并不会呼出去。这部分气体叫做残气量。

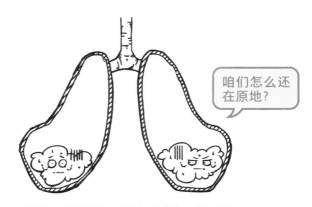

残气量：深呼气后，肺内还残余的气体量。

肺活量加上残气量，就等于全部肺内能容纳的气体量。
这就是肺总量，也就是在我们深吸气到吸不动时，整个肺部所含
有的全部气体。

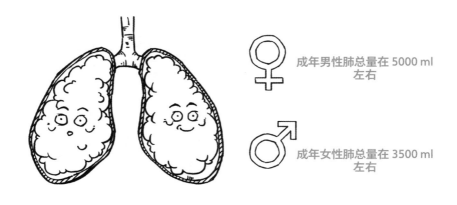

成年男性肺总量在 5000 ml
左右

成年女性肺总量在 3500 ml
左右

这些肺容积指标，可以从不同的角度来评估肺的大小和容量。
不同年龄、性别、身材的人测量值会不一样。
只有明显大于或者小于正常参考值时才需要警惕。

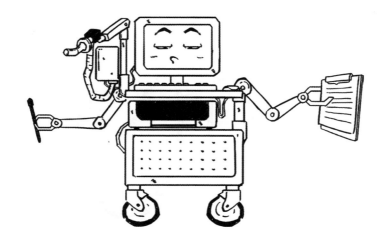

比如，对于存在肺气肿、肺大疱的慢阻肺病患者，由于肺内气体残留增多，会让它们的残气量增加。

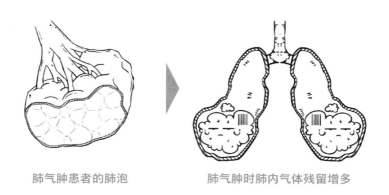

肺气肿患者的肺泡　　　　　　肺气肿时肺内气体残留增多

这时，残气量与肺总量的比值（残总比）会升高。残总比就是评估慢阻肺病的一个重要指标。

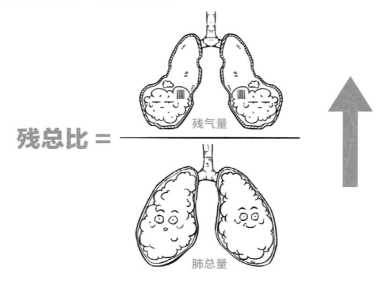

$$残总比 = \frac{残气量}{肺总量}$$

第二项：
通气功能检测

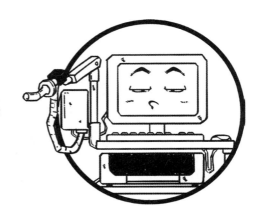

评估气道是否通畅有很多指标，其中最常用的是用力肺活量。

加油、要努力，吹气要用力！

用力肺活量与肺活量的区别，
主要在于检测时要求受试者尽最大力气、最快速度把肺内气体呼
出去。

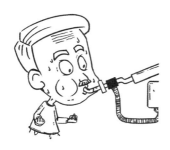

肺活量检测

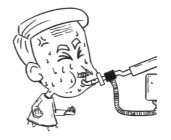

用力肺活量检测

用力肺活量就相当于百米冲刺跑，追求的是速度。

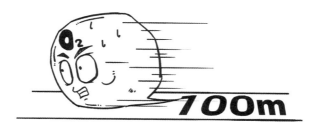

如果气道通畅，空气进出不受阻，那么一般在 1 秒的时间内，至少能把 80% 以上肺活量的气体快速呼出去。

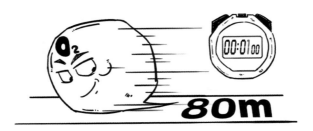

如果在第 1 秒的时间内，没能把 70% 肺活量的气体呼出去，说明气体在气道内通行受阻，预示着通气功能可能不太正常。

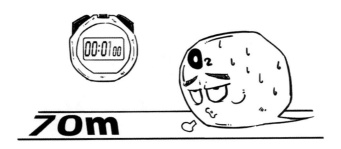

不过，不用太着急。这只是"可能"不正常。要最终确诊，还需要完成一次检测。
　　在吸入支气管扩张剂之后，重新检测一次用力肺活量，用于确认是否真的存在气流受限。

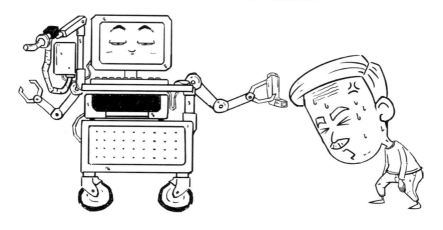

吸入短效的支气管扩张剂，能快速让气道平滑肌放松，气道管腔就会舒张。
　　道路更宽阔，气体进出也就会更顺畅。

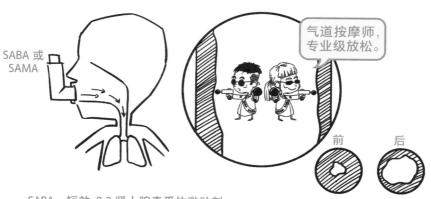

SABA 或
SAMA

气道按摩师，
专业级放松。

SABA：短效 β2 肾上腺素受体激动剂
SAMA：短效抗胆碱能受体阻滞剂

前　　后

吸入支气管扩张剂前后气道管径对比

再次进行用力肺活量的检测。

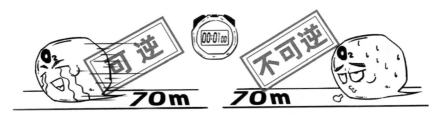

如果重新测试结果能达到 70% 以上，
就说明气流受阻可以逆转。

如果重新测试的结果还小于 70%，
就说明气流受阻难以逆转，
可能存在气道阻塞或者狭窄。

诊断慢阻肺病最关键的一个指标是用力肺活量的下降。
在吸入支气管扩张剂后，第 1 秒用力呼出的气体量不足用力肺活
量的 70%，就说明存在不可逆的气流受限。这就是判断慢阻肺病
的金标准。

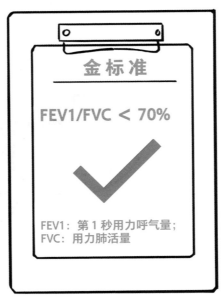

金标准

FEV1/FVC < 70%

FEV1：第 1 秒用力呼气量；
FVC：用力肺活量

第三项:
弥散功能检测

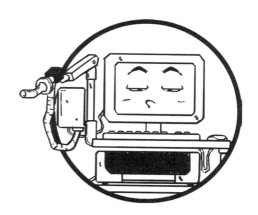

弥散功能检测的是肺的换气功能,
也就是肺将吸入的气体转运至毛细血管内红细胞的能力。

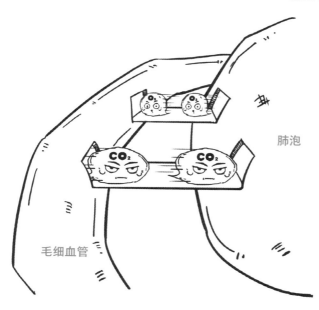

肺泡

毛细血管

检测用到的气体是一氧化碳（CO），因为它的弥散效率是氧气（O₂）的 20 倍。

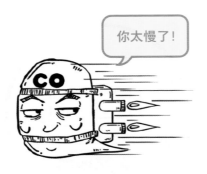

检查时，会吸入含有一氧化碳的混合气体，憋气 10 秒。
这段时间，就足以让一氧化碳弥散分布到整个肺

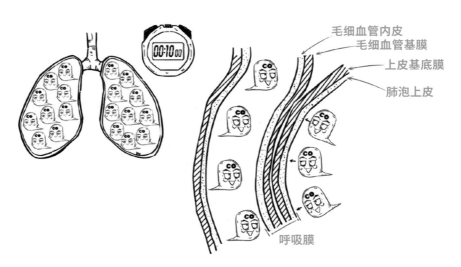

毛细血管内皮
毛细血管基膜
上皮基底膜
肺泡上皮

呼吸膜

气体分子从肺泡扩散到毛细血管内需要穿越好几层细胞膜结构，这些结构一起组成"呼吸膜"。

气体分子穿越呼吸膜就像是"跳马比赛"。
正常情况下，我们要求至少 80% 以上的一氧化碳分子能在规定
时间穿越呼吸膜。

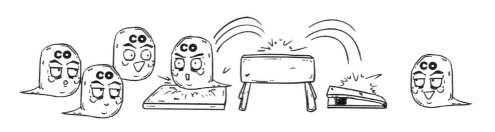

当弥散功能发生障碍时，一氧化碳无法在规定时间穿越呼吸膜，
就反映出肺泡与毛细血管之间气体交换过程受阻。

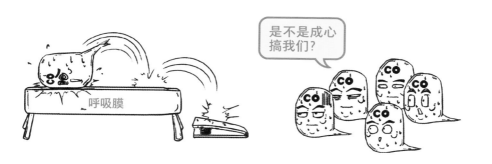

比如，慢阻肺病患者出现肺气肿时，肺泡壁破损、融合，加上毛细血管网数量减少，就会导致一氧化碳弥散量下降。

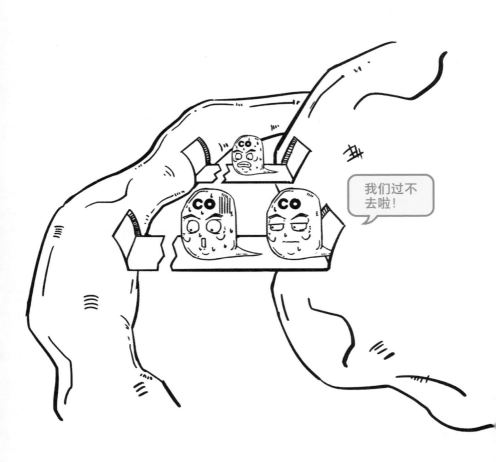

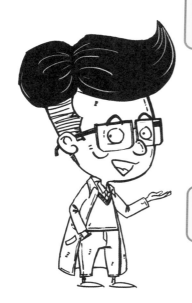

确诊慢阻肺病需要做肺功能检查。慢阻肺病患者由于气道阻塞和肺气肿，会影响通气和换气功能。

我们可以用肺功能检查来诊断慢阻肺病、评估疾病严重程度以及预测疗效和预后。

要想早期诊断慢阻肺病，尤其是在症状不明显时及早发现慢阻肺病，就需要依靠肺功能检查。

肺功能检查是安全无创伤的，尤其是慢阻肺病的高危人群，每年至少要检测一次肺功能。

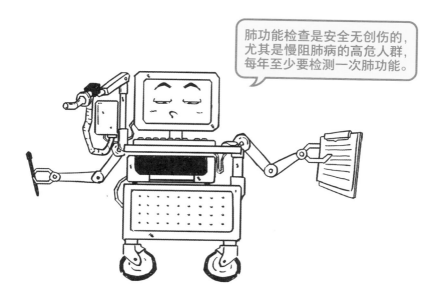

健康档案

一分钟带你了解"肺功能检查"

与主要看肺部结构的影像学检查不同，肺功能检查检测的是呼吸系统通气和换气功能是否正常。您或许还记得上学时体测，有吹过肺活量。肺功能检查跟这个有些像，只不过测量的指标多很多。

肺功能检查的应用很广。它可以协助疾病的诊断和鉴别。比如，慢阻肺病的诊断金标准就是肺功能检查，支气管哮喘的诊断和鉴别也离不开它。

肺功能检查还可以判断治疗效果和预后。比如，把吸入支气管扩张剂前后的通气功能进行对比，就能大致判断出患者对支气管扩张剂的反应效果。医生还会根据肺功能检查结果来预测患者的结局，肺功能检查结果越糟糕，5年生存的概率可能就越低，反复发生急性加重的风险可能更高。

肺功能检查还能评估运动心肺功能、评估麻醉手术风险等。全麻手术前往往要做肺功能检查，主要是评估肺的储备功能能不能耐受麻醉和手术的"打击"。

什么人适合做肺功能检查呢？只要没有检查禁忌，人人都可以做。我们提倡像量血压一样检测肺功能。

哪些人不适合做肺功能检查呢？比如，近1个月内有急性心肌梗死或者不稳定型心绞痛；2周内有咯血史或者活动性消化道出血等。这些疾病或者病理状态下，用力或者屏气容易导致病情加重，应暂缓肺功能检查。

对于吸烟的朋友或者曾经吸烟的朋友，建议最好每年做一次肺功能，就像给汽车做年检一样。呼吸系统由于强大的代偿能力，在很多疾病早期，可以没有任何不舒服症状，而肺功能检查能提前发现早期病变。及早干预，挽救残余肺功能，是最值当的保健措施。

第 7 章

气道里的大保健师
——浅谈支气管扩张剂

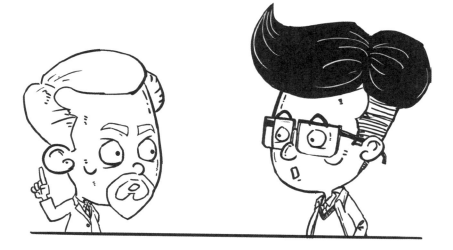

袭击后的肺城一片混乱，交通要道都被堵塞。咱们首先得把道路疏通。

大医生，现在肺城的情况咱们也掌握得差不多了。当务之急得赶紧对肺城进行救援。您说说，我们该从哪里着手呢？

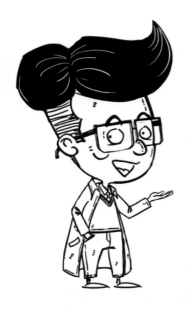

要想起效快，咱们得用吸入疗法。

吸入疗法优势一：
起效快

吸入药物随着气流直接作用于肺部，最快数分钟就起效。

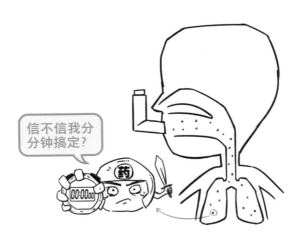

信不信我分分钟搞定？

口服药物需要经过胃肠道消化吸收进入血液后，再通过血液循环到达肺部发挥作用。

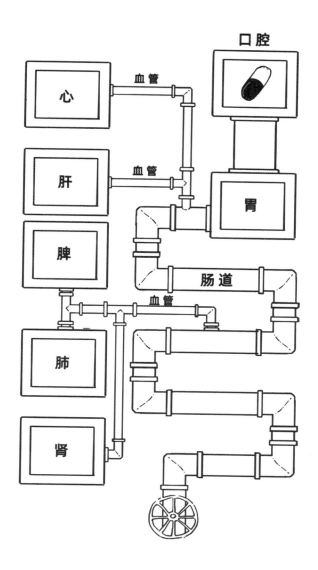

静脉输液尽管可以直接让药物入血，起效也快，但是属于有创性操作，相对不安全且不方便。

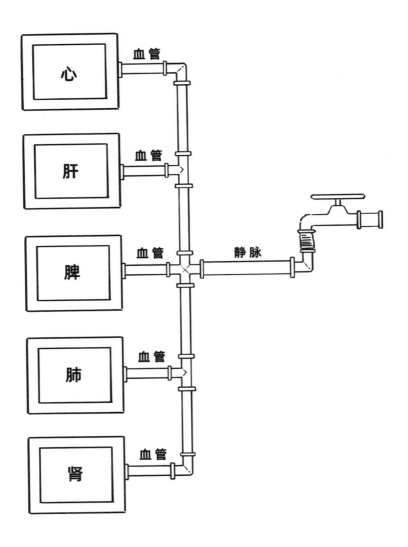

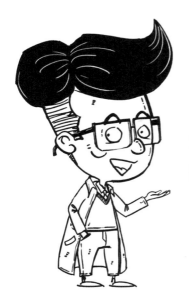

吸入疗法优势二：
疗效好

吸入药物颗粒的直径一般在 2～5 μm，随着深吸气，可以快速到达小气道。

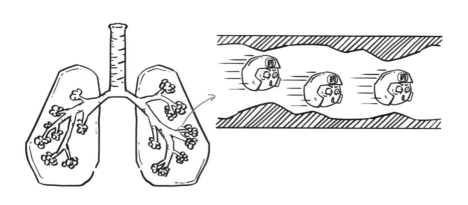

小气道是慢阻肺病重要的病变部位，局部药物浓度高，治疗效果自然更好。

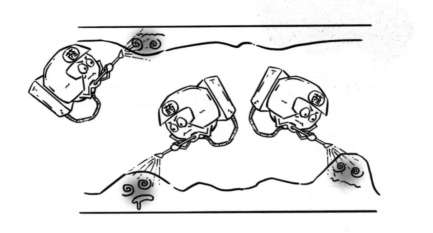

口服药物，常常需要经过消化道吸收。消化道跟收过路费一样会代谢掉一部分药物。

还没到达肺部，药物就少了一部分。

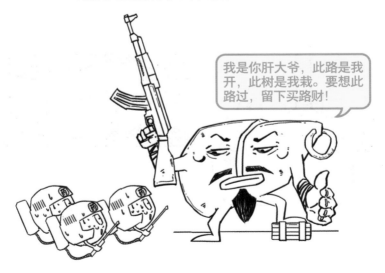

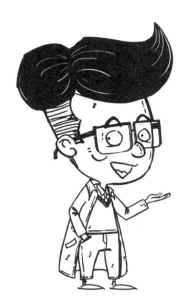

吸入疗法优势三：更安全

吸入药物常常是以 μg 为计量单位，1 μg=0.001 mg。相比全身用药，吸入用药所需药物剂量小很多。

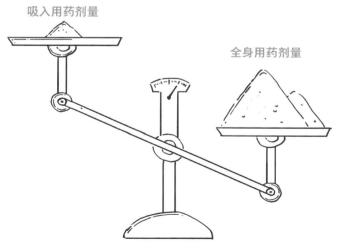

吸入用药剂量

全身用药剂量

另外，吸入用药只作用在局部，很少引起全身副作用。

副作用大对比

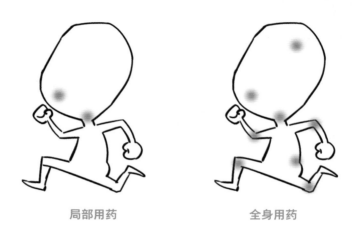

局部用药　　　　　　　　　全身用药

注意：为了进一步减少吸入药物的副作用，
在每次吸药后，建议漱口，清除沉积在口咽部的残余药物。

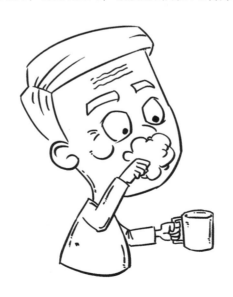

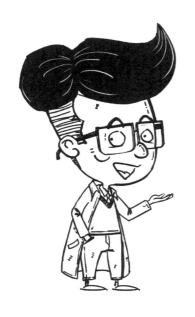

说完了吸入疗法的优势，那么，慢阻肺病常用的吸入平喘药物有哪些呢？

率先出场的是吸入支气管扩张剂（支扩剂）。顾名思义，支气管扩张剂能让支气管平滑肌舒张，管径变大，气体进出就更通畅，对缓解拥堵效果好。

支气管扩张剂的作用就类似给气道做按摩保健，让紧张的气道放轻松。

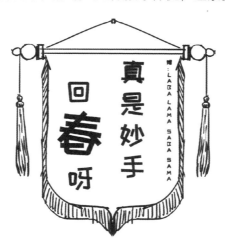

气道按摩院里有两大金牌按摩师，
分别是 LABA（长效 β 受体激动剂）和 LAMA（长效抗胆碱能受体阻滞剂）

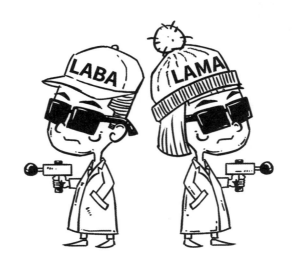

XX特罗 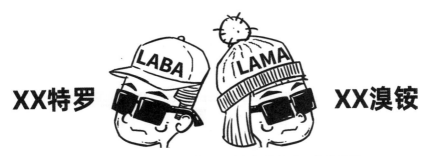 XX溴铵

LABA 员工名字都是 XX 特罗，比如福莫特罗、茚达特罗
LAMA 员工名字都是 XX 溴铵，比如噻托溴铵、格隆溴铵

他俩技术高超，能把受到激惹的气道平滑肌按摩到爽，
平滑肌一放松，气道就宽敞了。

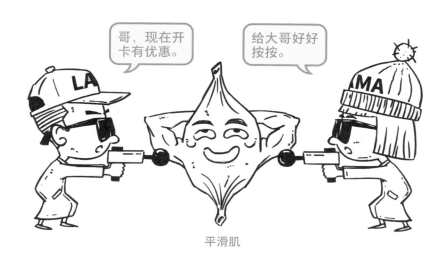

平滑肌

由于 LABA 和 LAMA 技术高超，他们属于气道按摩院长期员工，
享受在编待遇。
遇到比较麻烦的客户，特罗老师和溴铵老师有时会联手，这就是
双支扩剂。

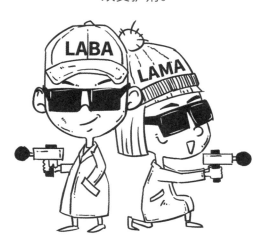

当出现紧急情况，按摩院也会雇佣临时工来帮忙。

它们是 SABA（短效 β_2 受体激动剂）和 SAMA（短效抗胆碱能受体阻滞剂）。

它们按摩起效快，但持续时间短，一般只用于缓解突发喘憋。

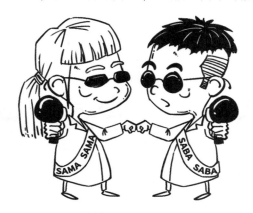

临时工：SAMA、SABA

接下来出场的重量级大咖是吸入性激素——ICS，她是按摩院的针灸大师，人送外号"白素针"。

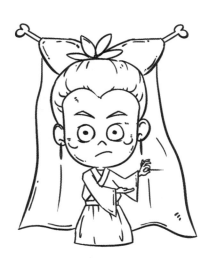

激素是最强的抗炎药物，吸入激素专门作用于气道，
它不仅能让气道平滑肌细胞放松，还能减轻炎症反应。
"白素针"虽然厉害，可不是随随便便出场的。
慢阻肺病的患者并非人人都需要吸入激素，这取决于病情需要。

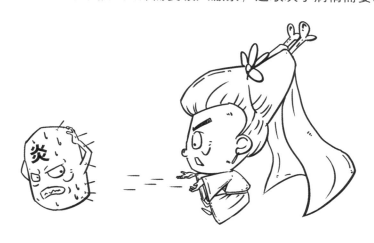

除此之外，ICS 还可以增强 LABA 作用。
只要 ICS 出现时，LABA 干活更带劲。
因此，它俩也经常一起联合出击。这就是常见的 ICS+LABA 药物。

联合制剂

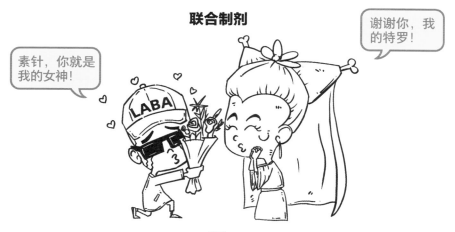

当然，最强组合是 LABA、LAMA、ICS 三人组合，这就是所谓的"三联"药物。

我们是三联组合

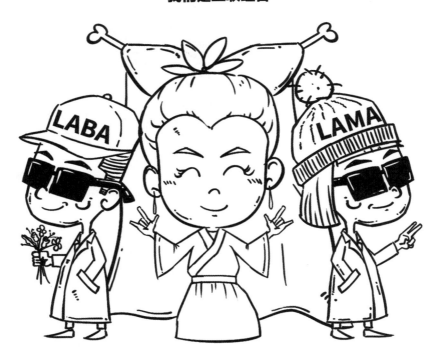

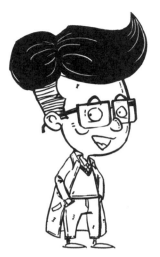

俗话说，好马配好鞍。这些吸入平喘药物要想顺利到达肺部发挥作用，还离不开吸入装置的帮助。

常见的吸入装置有四大类

第一类：加压定量吸入剂（pMDI）

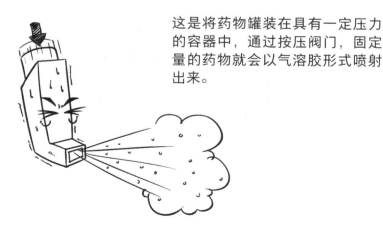

这是将药物罐装在具有一定压力的容器中，通过按压阀门，固定量的药物就会以气溶胶形式喷射出来。

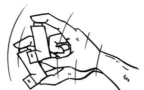

在使用前，一般需要摇晃药物数次，让药瓶里的药物混匀。

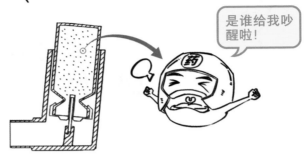

吸入技巧

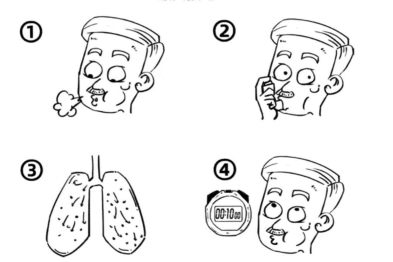

缓慢且深长吸气的同时，按压喷药开关，让喷射出来的药物气溶胶随着吸入进入到肺部

在停止吸气后，将吸嘴移开嘴唇，尽可能屏气 10 秒

屏气是为了方便药物沉积在肺部，之后缓慢呼气即可。

近年来，还有一种新型 pMDI 面世，这种新型 pMDI 采用共悬浮技术，它能等比例地输出药物气溶胶，不受使用前摇晃装置次数、强度和时间的影响。

摇动后的传统加压定量吸入剂

使用前必须摇晃，让药物混匀，且尽快吸入，否则时间一长，药物又不均匀了。

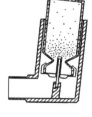

摇动后的新型加压定量吸入剂

摇晃之后，药物能稳定地悬浮在药瓶中。

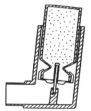

要想正确使用吸入装置，对患者手及口的协调性有一定要求。如果手口不协调，很可能吸入方法不正确，会导致无效用药。这时，可以在 pMDI 上加一个储雾罐。储雾罐可以方便患者多次吸药，可以让更多的药物沉积在肺部。

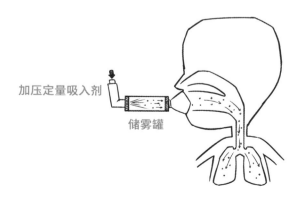

加压定量吸入剂

储雾罐

第二类：干粉吸入剂（DPI）

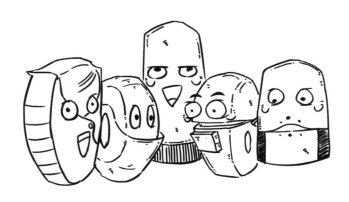

干粉吸入剂是将药粉分装在胶囊或者药物囊泡中，
在吸气气流的作用下，药物微粉以气溶胶形式被吸入到肺内。

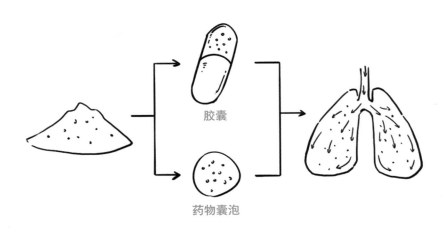

胶囊

药物囊泡

与加压定量吸入剂不同之处在于，干粉吸入剂对患者吸气气流的速度要求较高，患者吸气速度快，大口吸气能提高药物在肺部的沉积率。

不同吸入方式的不同效果

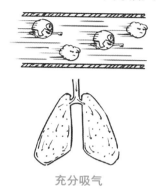

充分吸气

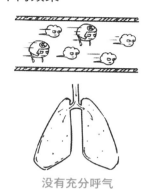

没有充分呼气

吸入技巧

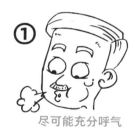

尽可能充分呼气

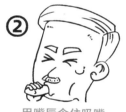

用嘴唇含住吸嘴，快速用力吸气

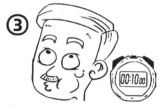

在停止吸气后，将吸嘴移开嘴唇，尽可能屏气 10 秒

市面上常见的干粉吸入装置

  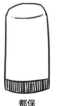

	吸乐	比斯海乐	都保	准纳器	易纳器
最小吸气速度要求	20 L/min	50 L/min	30 L/min	30 L/min	30 L/min
最佳吸气流速	30 L/min	50 L/min	60 L/min	>60 L/min	60 L/min

第三类：软雾吸入剂（SMI）

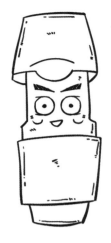

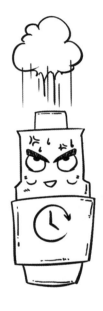

这是一种独特的吸入装置，通过装置，能把药液变成"软雾"。软雾释放速度比加压定量吸入剂喷射气溶胶缓慢得多，持续时间也更长。

吸入技巧

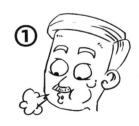

① 尽可能充分呼气

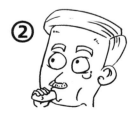

② 用嘴唇含住吸嘴，按压给药按钮，缓慢尽可能长地吸气

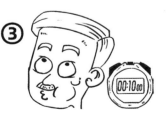

③ 在停止吸气后，将吸嘴移开嘴唇，尽可能屏气 10 秒

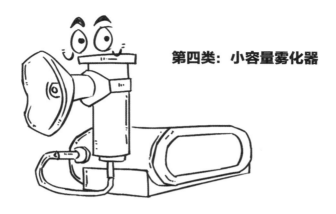

第四类：小容量雾化器

也就是人们常说的"雾化装置"。

通过雾化器，可以让药物溶液形成气溶胶，方便患者吸入，同时具有湿化气道的作用。

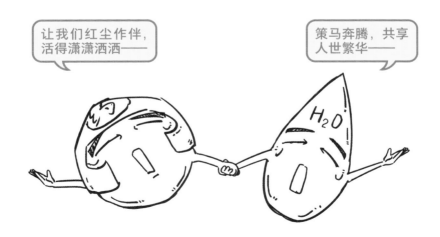

雾化吸入不需要太多吸入技巧，对于高龄老人、儿童都很友好。

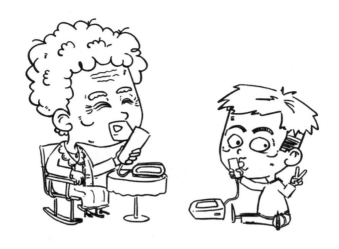

吸入技巧

①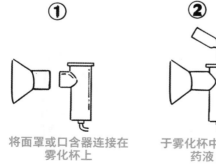

将面罩或口含器连接在
雾化杯上

②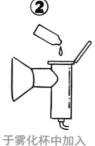

于雾化杯中加入
药液

③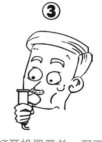

打开机器开关，深而
慢地呼吸

但要注意，不是随便什么药物溶液都能做雾化的。只有专门的雾化吸入剂型才适合做雾化。

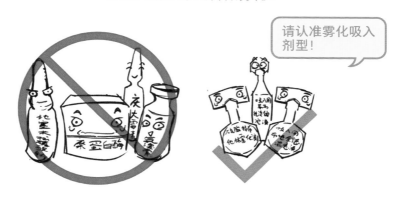

要注意的是，雾化后不仅要漱口，最好还要洗脸。因为产生的药物气溶胶可能会残留在面部皮肤上。

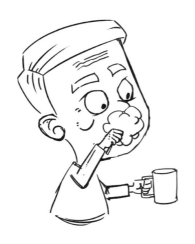
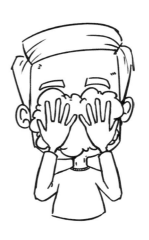

健康档案

慢阻肺病的平喘药物有哪些？

慢阻肺病主要的疾病特征是"阻塞"，空气在进出气道时不通畅，从而容易产生喘憋的症状。人体的气道跟"软管"一样，能在一定程度上收缩和舒张。支气管扩张剂就是一类能让气管放松的药物，因此也是慢阻肺病的基础一线治疗药物。这类药物通过松弛气道平滑肌，扩张支气管管径，从而改善气流受限，减轻喘憋症状。常见的支气管扩张剂有三类。

第一类是 β2 肾上腺素受体激动剂，包括沙美特罗、福莫特罗等。它们的名字常常以"特罗"结尾。

第二类是抗胆碱能受体阻滞剂，包括异丙托溴铵、噻托溴铵、乌美溴铵等。它们的名字以"溴铵"结尾。

这两类药物一般被制作成了吸入剂型，配合不同的吸入装置，帮助患者控制症状。根据作用时限长短，它们又分为短效制剂和长效制剂。短效制剂起效快，疗效持续时间短，一般约4～6小时，主要用于快速缓解症状，常常作为"急救"使用，比如沙丁胺醇、异丙托溴铵、特布他林等。长效制剂疗效持续时间长，往往达到12～24小时，这样每天只需要使用1～2次，大大方便了患者用药。这类药主要用于长期控制症状，比如噻托溴铵、福莫特罗等。

慢阻肺病的治疗需要用长效支气管扩张剂来控制病情发展，而不能依靠短效"急救"药物来缓解症状。临床上，已经有各种联合制剂问世，比如双支扩剂，就是一支药物里含有这两类支气管扩张剂，可想而知，强强联合，疗效更强。

第三类支气管扩张剂是甲基黄嘌呤类药物，主要有茶碱、氨茶碱、多索茶碱等。给药途径为口服和经静脉。这类药物由于是全身用药，副作用相对局部吸入要大一些。

药物的选择一定要遵医嘱，没有最好，只有最适合。

第 8 章

肺城清道夫
——常用祛痰药介绍

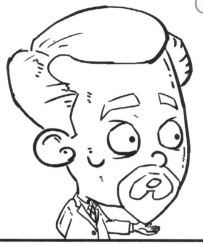

大医生呀，用上吸入疗法后，肺城各交通要道都扩宽了，氧气总算是能进来了，心脏地区的地震也缓解了，真是立竿见影呀。

可肺城这次袭击受损太严重，肺城到处都是破破烂烂、脏兮兮的。接下来咱们怎么办？

这真是有点麻烦，平时只要请出肺城清道夫就行。可袭击之后，它们估计损伤也挺重。

司令大人您去召集肺城清道夫。我去请外援，咱们分头行动。

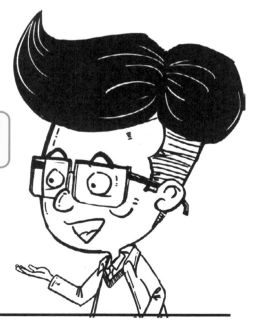

肺城的干净整洁，离不开清道夫搭档的通力合作。

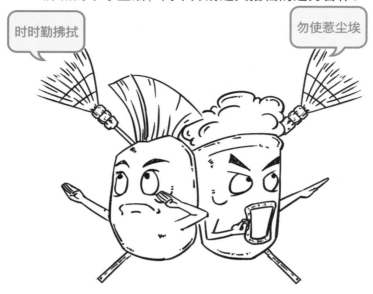

杯状细胞的身体像一个杯子，里面有很多小泡泡，这些泡泡里就是黏液。

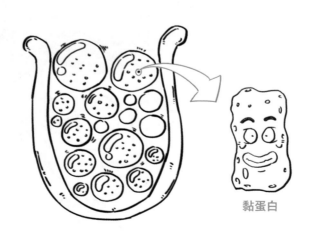

黏蛋白

黏液 97% 的成分是水，剩下 3% 为黏蛋白等固体成分。

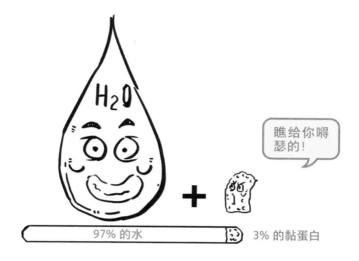

97% 的水 + 3% 的黏蛋白

黏蛋白就跟海绵一样，它们之间有大量二硫键连接。

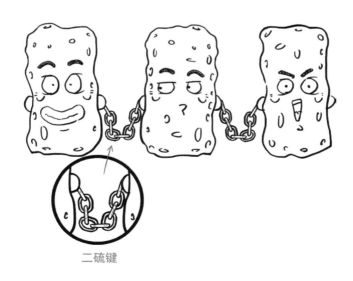

二硫键

遇水后黏蛋白迅速膨胀，形成黏液层，附着在气道表面。

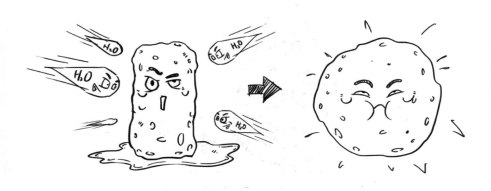

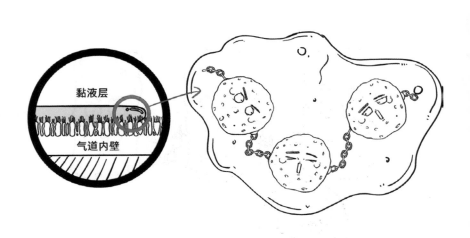

黏液层

气道内壁

纤毛细胞的纤毛会插入黏液层里，随着纤毛摆动，黏液毯向上运动。正常情况下，每天气道会分泌 10 ～ 100 ml 黏液，作用是保护气道，湿润空气。

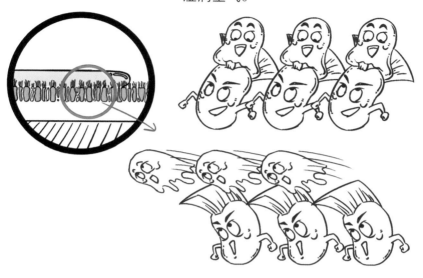

慢阻肺病患者的杯状细胞由于反复被刺激，会向气道中分泌大量的黏液。

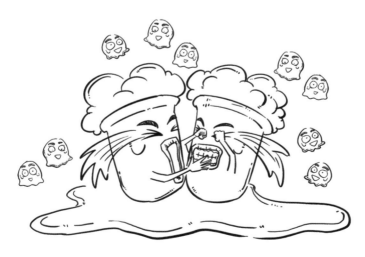

这些黏液把入侵的有害颗粒物质包裹起来，防止它们进一步扩散。

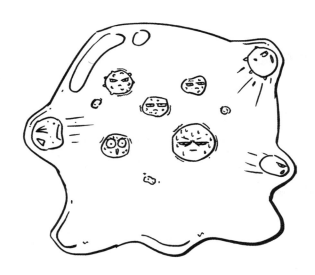

然后，纤毛细胞会加速摆动，就像清洁工一样把这些有害颗粒物质打包扫走。

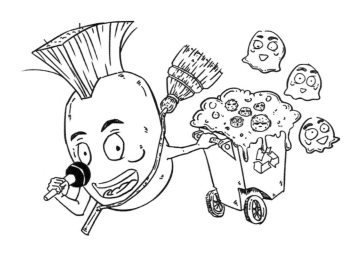

在这个过程中，白细胞也会参与杀死病菌的战斗。

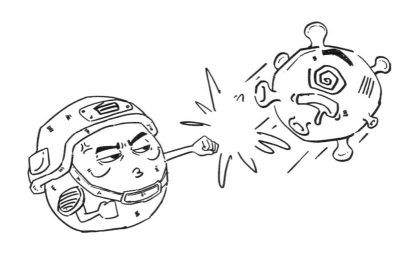

战斗结束后，双方都有死伤。死亡细胞会裂解，释放出 DNA。

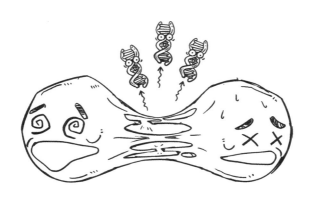

破碎的细胞碎片、裂解释放的 DNA 以及黏液会混合在一起形成脓痰。

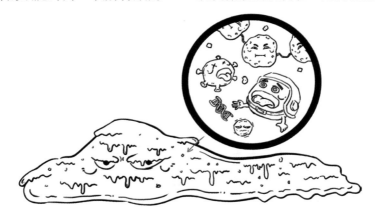

如果外来的有害刺激比较持久，纤毛细胞摆动不堪重负，
纤毛倒伏，出现功能紊乱。
杯状细胞源源不断地分泌黏液。黏液会变得很浓稠，不易咳出。

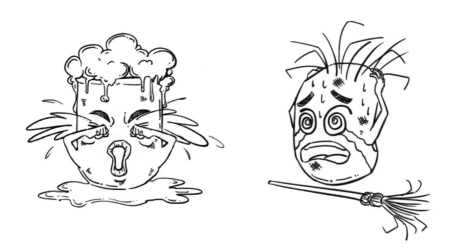

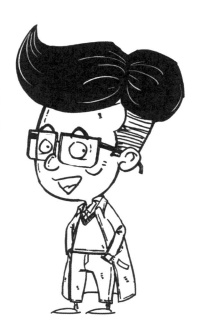

这时，我们需要一些祛痰药物来协助清道夫，一起帮助肺城回归正常。

简单来说，常见祛痰药物的作用机制包括四类。

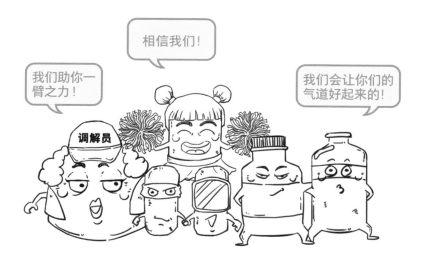

相信我们！

我们助你一臂之力！

我们会让你们的气道好起来的！

调解员

第一类： 向"海绵"里注水。通过提高气道管腔内的渗透压，保留住水分，让痰液稀释。水分增多后，黏蛋白膨胀，痰液变得稀薄，纤毛细胞清扫时，变得更轻松。

常见药：高渗盐水、愈创甘油醚。

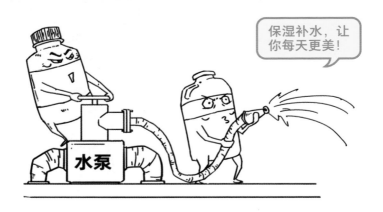

第二类： 让黏痰溶解。黏蛋白中有大量的二硫键，锁住了黏蛋白。有一些药物像一把利剑，可以把这些锁和链条砍断，从而让痰液稀释。

常见药：乙酰半胱氨酸、脱氧核糖核酸酶等。

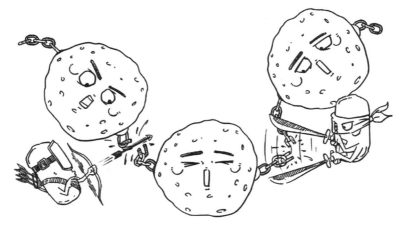

注意：这个切断二硫键的利器就是巯基，含有巯基的药物，闻着可能有种臭鸡蛋的"臭味"。

第三类: 调节黏液分泌，起到安抚杯状细胞的作用，让它分泌的黏液由稠变稀。

常见药：氨溴索等。

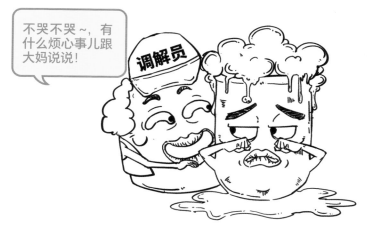

第四类: 促动力药，也就是给纤毛细胞加油，让它们摆动更有力。

常用药：桃金娘油等。

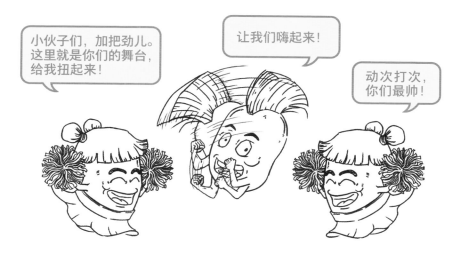

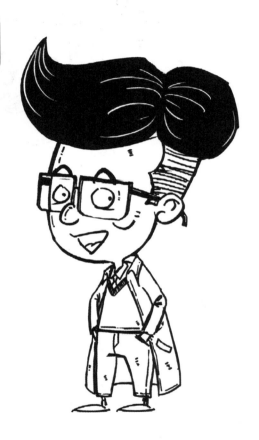

健康档案

什么是气道廓清？

除了用祛痰药物来帮助清除呼吸道的黏痰外，还有一种非药物治疗方法也很重要，那就是气道廓清。气道廓清可以减少呼吸道炎症和感染的风险，改善肺功能，减少呼吸困难和咳嗽。

气道廓清的方法有多种，以下是常见的方法：

1. 咳嗽：咳嗽是一种自然的气道清除方式。当我们感到有异物或痰液堵塞呼吸道时，咳嗽可以帮助我们清除它们。

2. 振动技术：振动技术是通过机械装置或手动操作在胸部施加振动，以帮助松动和清除呼吸道中的黏液和痰液。这种方法可以通过振动胸部或背部来刺激呼吸道，促进黏液的移动和排出。

3. 呼吸训练：呼吸训练是通过特定的呼吸技巧和深度呼吸来改善呼吸道清洁。这些技巧包括腹式呼吸、吸气慢速延长、呼气慢速延长等。这些方法可以帮助扩张肺部，增加气流，促进黏液的移动和排出。

4. 气道吸引：气道吸引是一种通过吸引器将呼吸道中的黏液和痰液抽出的方法。这种方法通常由医护人员在医疗机构中进行，可以通过口腔或气管插管操作。

需要注意的是，气道廓清的具体方法应根据个体情况和医生的建议来选择，以确保选择合适的方法，并正确地进行操作。

第9章

氧气保卫战
——慢阻肺病患者家庭氧疗

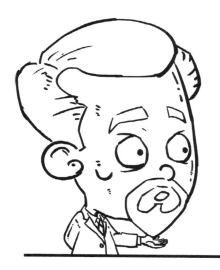

大医生，经过大伙齐心协力，日夜奋战，肺城的秩序得到恢复。虽说重建家园得慢慢来，但肺城负责人体世界气体进出口贸易。自打受到袭击后，贸易额直线下降，已经引发人体健康危机了。

您能不能再帮我们想想办法，怎么样能快速恢复氧气供应，保障人体世界正常运转呢？

肺城这次受到的损伤不小呀，要想短时间恢复往日的供氧，恐怕难度很大。

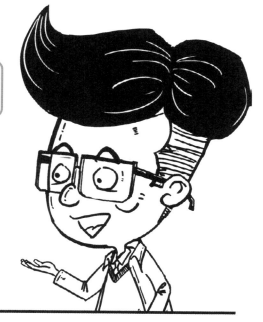

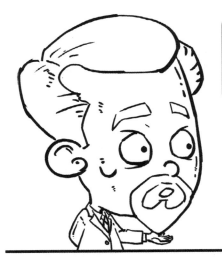

那可怎么办？长时间缺氧可不是个事儿呀。尤其是大脑和心脏地区，司令部已经把能调动的氧气都优先供给了这些重要地区。

只有用上氧疗措施，才能打赢这场氧气保卫战了。我来介绍一下如何氧疗。

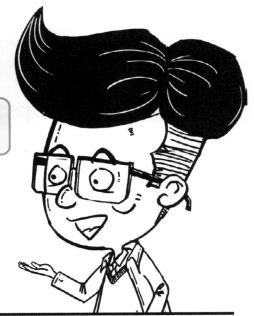

慢阻肺病患者由于存在通气和换气功能障碍，很容易引起机体缺氧。

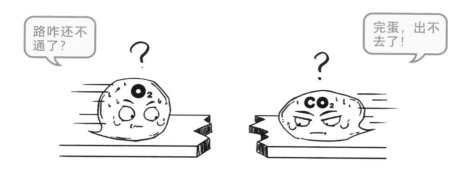

一旦氧气供给不足，不能满足机体各个器官的代谢需要，后果不堪设想……

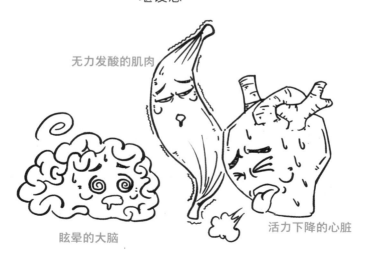

发绀是缺氧最常见的表现之一。

血液中，没有携带氧气的血红蛋白增多之后，会让皮肤和黏膜呈现青紫色，也称为发绀。

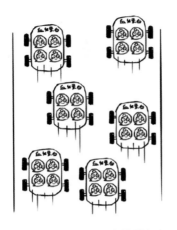 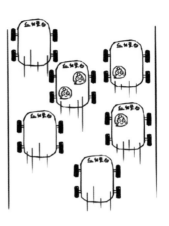

正常状态下血红蛋白携带氧气
的状态

缺氧状态下血红蛋白携带氧气
的状态

最容易观察发绀的部位有口唇、甲床和耳垂。

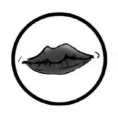 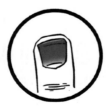 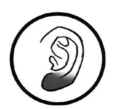

氧气疗法，简称氧疗，就是通过各种手段增加氧气的吸入，改善机体缺氧的症状。这是一场机体氧气的保卫战。

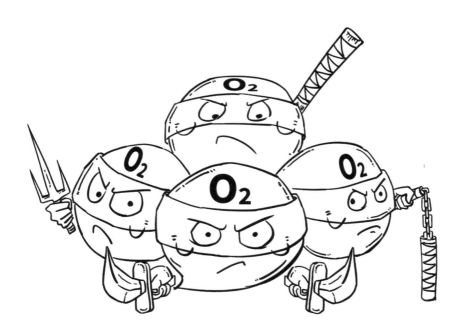

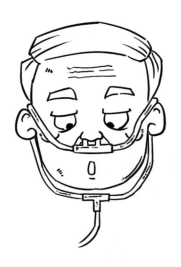

基本氧疗武器之一：
鼻导管吸氧

鼻导管是一根细长、侧面开孔的塑料导管。一段连接氧源，一段插入鼻孔。

优点：鼻导管吸氧使用简单，不存在重复呼吸，不影响患者咳痰、喝水，患者往往乐于接受，是目前使用最普遍的给氧工具。

缺点：在实际使用中，吸氧浓度不容易被控制。一般吸氧浓度难以超过 40%，只适合需氧量较低的患者。

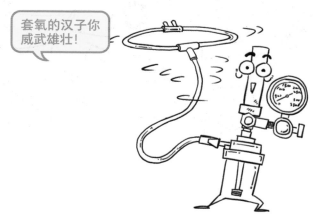

套氧的汉子你威武雄壮！

鼻导管的吸氧浓度主要依靠吸氧流量来进行调节。
吸氧浓度（%）=21+4 × 吸氧流量（L/min）

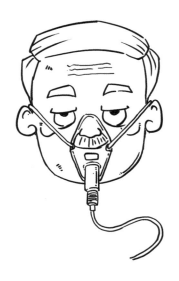

基本氧疗武器之二：
吸氧面罩

常见的吸氧面罩有三类，它们分别是

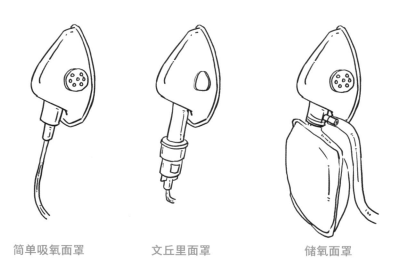

简单吸氧面罩　　　文丘里面罩　　　　　储氧面罩

简单吸氧面罩

简单吸氧面罩没有储气囊，面罩两侧有排气孔，吸氧浓度仍然不稳定。

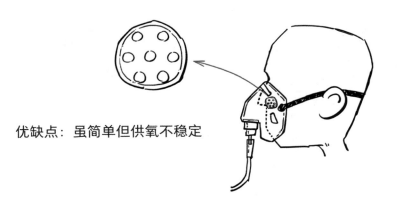

优缺点：虽简单但供氧不稳定

文丘里面罩

文丘里面罩可以精确、恒定地控制氧浓度，但耗氧大，容易造成氧的浪费。

优缺点：可精确调节但费氧

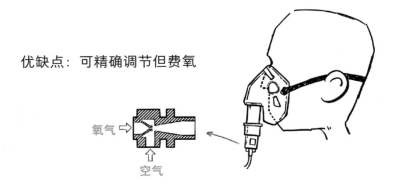

氧气

空气

储氧面罩

而储氧面罩由于有氧气袋以及呼气阀门，吸入氧的浓度可以达到100%，可以迅速改善缺氧，但氧浓度调节不够精准。

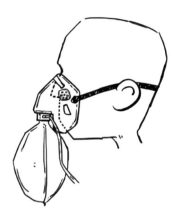

优缺点：可高浓度吸氧但调节不精准

鼻导管和面罩吸氧还存在一个共同的问题，就是不能湿化及加温气体。
长时间干燥、冰冷的氧气吸入，很容易引起鼻腔、气道干燥不适。

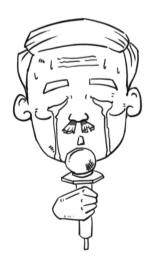

冷冷的空气在鼻孔胡乱地吹，暖暖的鼻血跟氧气混在一块……

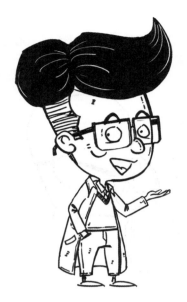

基本氧疗武器之三：
经鼻高流量氧疗

要想精准调节供氧浓度以及氧流速，同时让氧气加温、加湿，就需要经鼻高流量氧疗（HFNC）了。

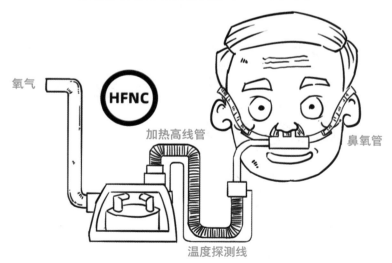

氧气　HFNC　加热高线管　鼻氧管

温度探测线

经鼻高流量氧疗通过特殊的鼻塞，可以持续高流量（8～80 L/min）供氧，并且能自由调节相对恒定的氧浓度（21%～100%），还能对吸入气体进行加温和湿化，是目前最完善的供氧装置。

优点：

高流量供氧　　精准调节　　　加温　　　　加湿

缺点：

贵

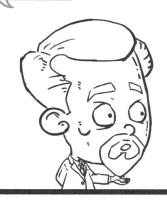

慢阻肺病患者都需要氧疗吗？

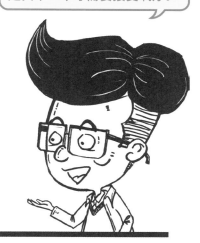

不是每个确诊慢阻肺病的患者都需要进行氧疗。慢阻肺病患者需要氧疗的指征有两个，满足其中一个才需要接受氧疗。

一个是患者动脉氧分压 ≤ 55 mmHg，或者血氧饱和度 ≤ 88%。

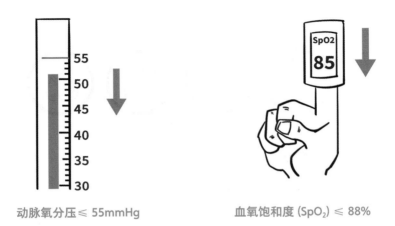

动脉氧分压 ≤ 55mmHg   血氧饱和度 (SpO₂) ≤ 88%

另一个是患者动脉氧分压在 55 ～ 60 mmHg 之间，
合并有慢性肺动脉高压、外周水肿或者红细胞增多症。

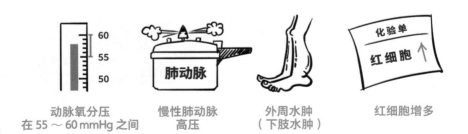

动脉氧分压   慢性肺动脉   外周水肿   红细胞增多
在 55 ～ 60 mmHg 之间   高压   （下肢水肿）

慢阻肺病患者需要进行长期家庭氧疗（LTOT），一般是鼻导管吸氧，氧流量在 1～2 L/min，吸氧时间每天＞15 小时。吸氧目的是使患者在安静状态下，让血氧饱和度达到 90%，以维持重要脏器的功能，保证周围组织的氧气供应。

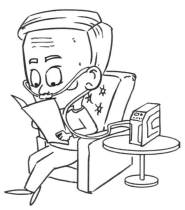

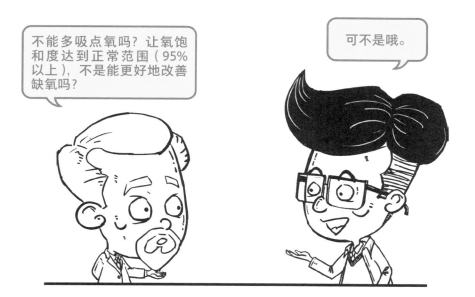

慢阻肺病患者一般要求的是低流量吸氧。
一旦吸氧浓度过高，就会加重二氧化碳的潴留。

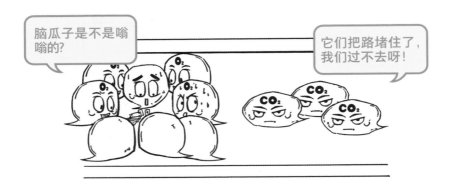

为什么呢？这是因为，慢性缺氧会反射性刺激呼吸中枢。
呼吸中枢，位于大脑的延髓。它主要的职责是调节人体的呼吸运
动，包括对呼吸频率、深度和节奏的控制。

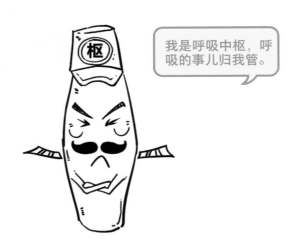

当人体发生缺氧时，缺氧信号会迅速发送给呼吸中枢。
呼吸中枢迅速采取措施，
通过提高呼吸频率、加大呼吸幅度等各种措施来增加氧气的摄入。

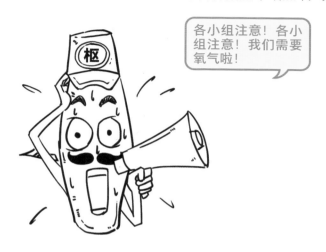

如果机体长时间缺氧，呼吸中枢会紧绷着弦儿，
盯着机体努力呼吸，一刻都不敢懈怠。

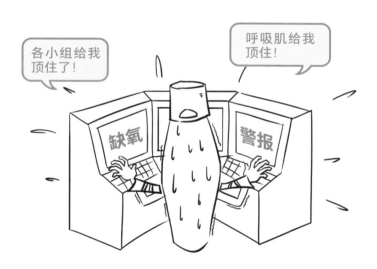

一旦给予高流量吸氧后，过多的氧气就会麻痹呼吸中枢。
它会误以为机体不缺氧了，会让呼吸减慢，而这不利于二氧化碳
排出体外，从而加重二氧化碳潴留。

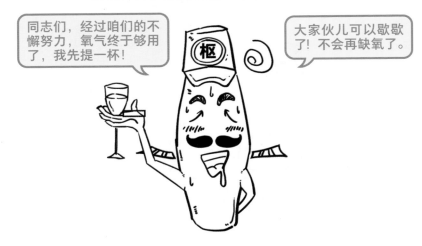

二氧化碳潴留会引起机体呼吸性酸中毒，
轻者可能出现亢奋、胡言乱语、嗜睡等表现，严重时会出现昏迷。

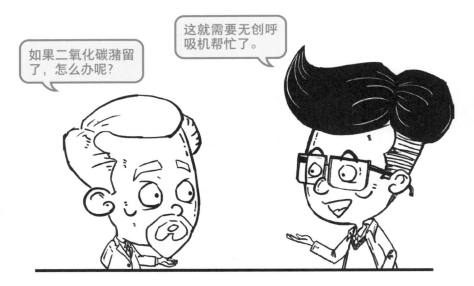

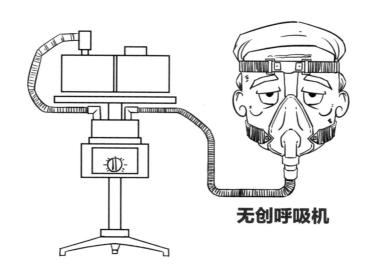

无创呼吸机

　　无创呼吸机可以在患者吸气和呼气时分别提供不同的压力，帮助气体顺利进出气道，把肺泡内多余的二氧化碳排出体外。

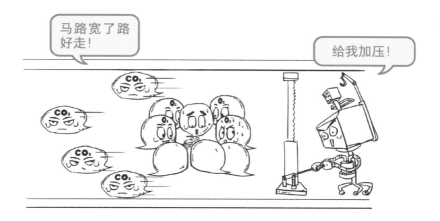

部分长期存在二氧化碳潴留的慢阻肺病患者，
可以在家里使用无创呼吸机辅助通气，但这需要在医生的指导下进行。

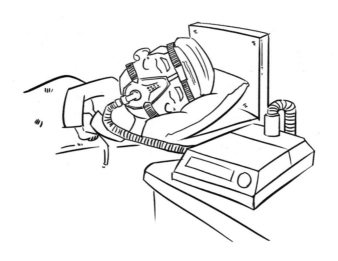

当无创呼吸机效果仍然不好时，可能就需要气管插管，
连接有创呼吸机通气了，这也意味着患者需要在呼吸重症监护室
（ICU）接受治疗。

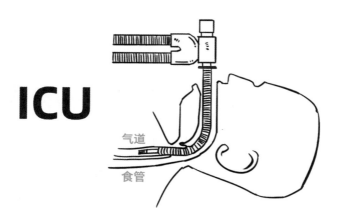

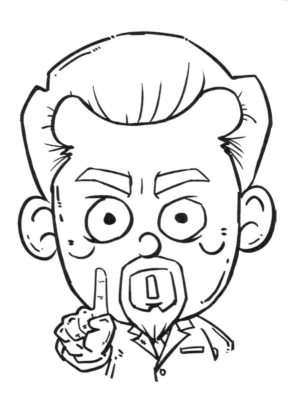

健康档案

什么是长期家庭氧疗？

长期家庭氧疗是指慢阻肺病等慢性呼吸系统疾病患者在家中持续使用氧气治疗的一种方法。这种治疗方法的目的是给患者提供足够的氧气，以帮助他们维持正常的血氧水平，减轻呼吸困难和其他相关症状，提高活动耐量。

慢阻肺病患者家庭氧疗一般是用鼻导管吸入氧气，流量在 1～2 L/min，每天吸氧时间要大于 15 个小时。很多患者吸氧时间达不到 15 个小时以上，这是影响疗效的关键原因。氧疗目标是让患者在海平面水平，安静状态下，动脉氧分压 ≥ 60 mmHg，和（或）血氧饱和度达到 90%，以维持重要器官的功能，保证周围组织的氧气供应。

对于存在严重二氧化碳潴留（动脉二氧化碳分压 ≥ 52 mmHg，pH 值 > 7.30) 的重度慢阻肺病患者，建议使用家庭无创正压通气，也就是无创呼吸机辅助通气。无创呼吸机能改善患者症状，降低住院需求和病死率，尤其是合并存在阻塞性睡眠呼吸暂停综合征的患者，更适合使用无创呼吸机。对于夜间打呼噜、存在呼吸暂停的朋友，及早去医院做一下睡眠监测。

第 10 章

一个都不能少
——慢阻肺病患者自我
管理的六个锦囊

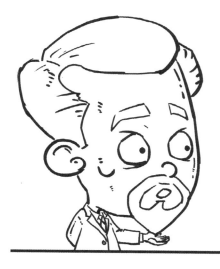

大医生，这次肺城危机，多亏有您帮忙，才能在这么短的时间里找出真凶，帮助肺城恢复秩序。

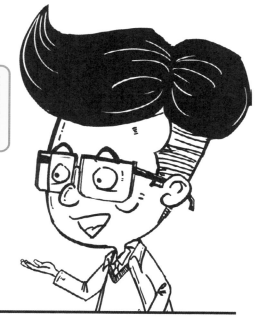

别客气，尽管肺城现在情况逐渐在好转，但是对于慢阻肺病这个沉默杀手，还得小心。说不定哪天，它还会卷土重来。

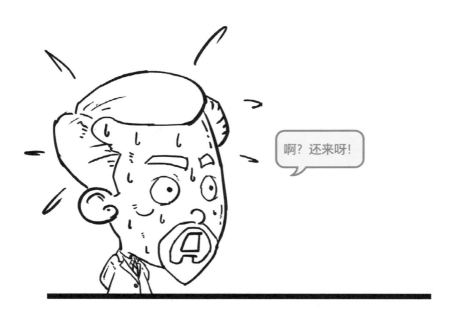

啊？还来呀！

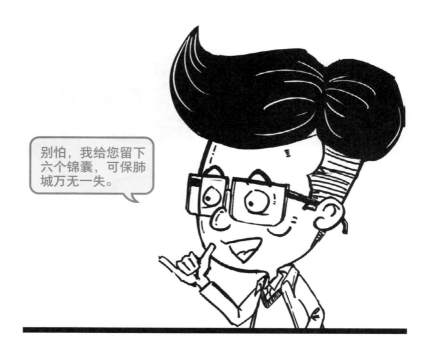

别怕，我给您留下六个锦囊，可保肺城万无一失。

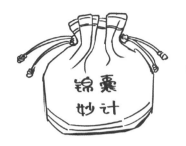

一：控制危险因素

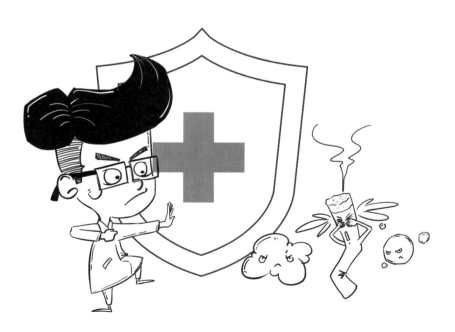

戒烟、远离二手烟、远离空气污染的环境、
防护职业粉尘、燃烧生物燃料时保持通风等。

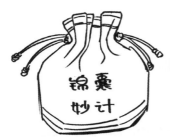

锦囊二：规范药物治疗

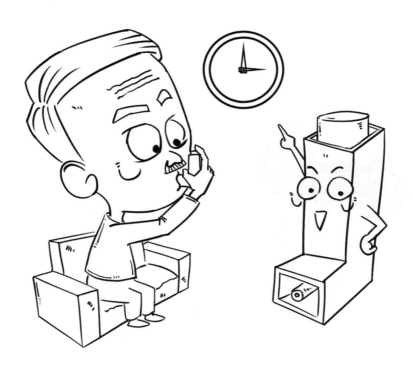

按时用药，掌握正确吸入方法；
规律随诊，不私自停药减药。

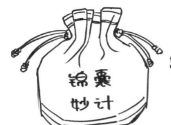

锦囊三：合理居家氧疗

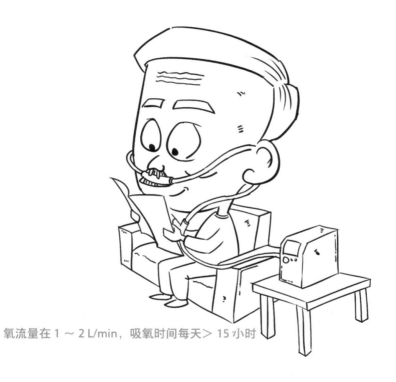

氧流量在 1 ～ 2 L/min，吸氧时间每天＞ 15 小时

是否氧疗遵医嘱，如需吸氧保时长。
该用无创别抗拒，合理用氧才安心。

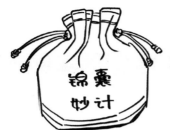

锦囊四：坚持心肺康复

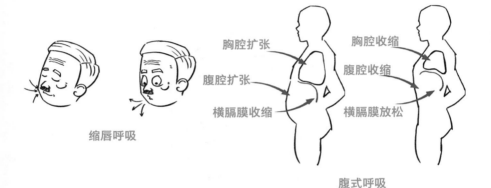

缩唇呼吸

胸腔扩张
腹腔扩张
横膈膜收缩

胸腔收缩
腹腔收缩
横膈膜放松

腹式呼吸

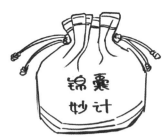

锦囊五：优化饮食结构

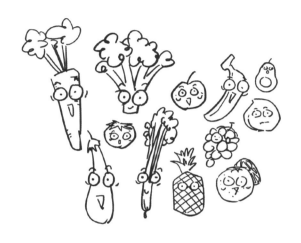

优质蛋白，新鲜蔬果，
膳食均衡，能量摄入充足。

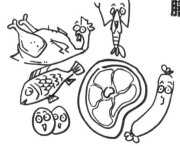

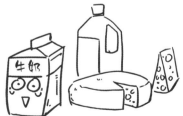

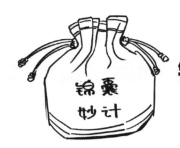

锦囊六：调节心理情绪

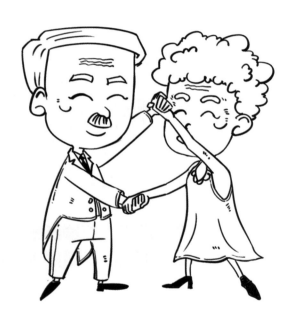

情绪平和很重要，多点耐心对疾病，多笑一笑少烦恼。

这六个锦囊，
提纲挈领地概括了慢阻肺病患者自我管理的六个要点。
要想畅快呼吸，一个都不能少哦！

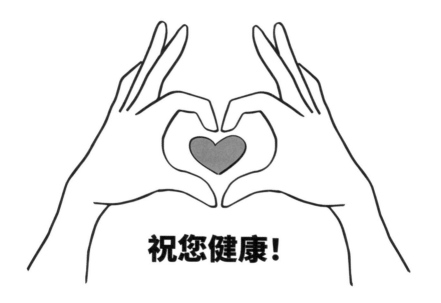

祝您健康！

健康档案

慢阻肺病患者如何预防急性加重？

慢阻肺病是最常见的呼吸慢病。根据病情变化，分为两个时期，分别是稳定期和急性加重期。稳定期不代表患者没有不舒服，而是指患者咳嗽、咳痰、喘憋等呼吸道症状维持在相对稳定的状态。通过日常规律用药，患者病情波动不大。

所谓的急性加重，指的是慢阻肺病患者呼吸道症状突然恶化，除了日常用药外，还需要额外的治疗。主要症状波动包括呼吸困难加重，咳嗽、咳痰加剧，痰量比平时多，痰液变得浓稠或者颜色发黄。有些患者可能会伴随着发热、心悸、食欲减退、疲乏无力，甚至意识不清等。

要评估患者慢阻肺病急性加重的程度，往往需要呼吸专科医生来判断。但是患者或者家属也可以通过患者需要额外接受的治疗情况来估计病情严重程度。比如说，如果患者单靠额外使用短效支气管扩张剂（如万托林等）就能控制住病情，可以视为轻度。如果频繁吸入短效支气管扩张剂症状还控制不了，需要服用抗生素或者激素，那属于中度。如果病情严重到需要住院或者去急诊，甚至住进重症监护室，那无疑是重度了。

引起急性加重的诱因，最常见的是感染。秋冬季或者说换季、变天时，温差大、空气干燥，我们的呼吸道防御能力会下降。这时，普通人如果不注意也容易感冒着凉，更何况是慢阻肺病患者。他们原本就有肺病底子，一旦感冒着凉，就容易加重病情。

另外一个容易诱发急性加重的原因是不规律用药。很多患者经过医院的诊治，咳嗽、咳痰、喘憋好转，回到家很快就自行停药。有些患者是没不舒服就不用药，等到不舒服了就用几天药来缓解。这都是极大的误区。

要想减少急性发作的频率，就要做好日常自我管理，包括控制危险因素、规范药物治疗、合理居家氧疗、坚持心肺康复、优化饮食结构、调节心理情绪。这六大要素，一个都不能少。

扫描二维码下载慢阻肺病患者自我管理工具

附录
慢阻肺病患者自我管理工具

一、慢阻肺病患者自我评估测试（CAT 量表）

改良版英国医学研究委员会（mMRC）呼吸困难问卷

呼吸困难评价等级	呼吸困难严重程度
0 级	只有在剧烈活动时才感到呼吸困难
1 级	在平地快步行走或步行爬小坡时出现气短
2 级	由于气短，平地行走时比同龄慢或需要停下来休息
3 级	在平地行走 100 米左右或数分钟后需要停下来喘气
4 级	因严重呼吸困难以至于不能离开家，或在穿衣服、脱衣服时出现呼吸困难

CAT 评分指导意义

评分	疾病状态	主要表现	防治措施
＞ 30 分	非常严重	患者不能从事任何活动，生活困难。如果需盆浴或淋浴，将花费很长时间；不能出门进行购物、娱乐或家务劳动。通常不能远离自己的床或椅子，感觉自己就好像变成了残疾人。	除了轻症和中等程度影响患者的防治措施之外，还可以考虑转至专科门诊（如果是社区医务人员），增加药物治疗。转诊至肺康复治疗部门，确保采用最佳治疗方法以减少急性加重发作的次数并积极治疗急性加重疾病。
20 ＜评分 ≤ 30 分	严重	患者不能从事大部分活动，包括：在散步、洗澡或穿衣时，均会感到呼吸急促，说话也可能气喘吁吁；咳嗽使患者非常疲劳；绝大多数夜晚，肺部症状会干扰睡眠。患者感觉锻炼身体已不再安全，做每件事情都很费力，自觉无法控制肺部问题，并感到害怕和惊恐。	
10 ＜评分 ≤ 20	中等	慢阻肺病成为患者最严重的健康问题之一，每周有数天比较正常，但大多数时间都会咳嗽、咳痰，每年有 1 ～ 2 次急性加重，经常出现气促，夜间有憋醒。弯腰时会气喘，仅能缓慢地走上数级楼梯，只能慢慢地做轻家务劳动或者只能静养休息。	除轻微影响患者的防治措施外，还可以考虑重新评估目前的维持治疗方案，转诊至肺康复治疗部门，确保采用最佳的治疗方法。

评分	疾病状态	主要表现	防治措施
≤10 分	轻微	患者大部分时间很正常，但慢阻肺病已导致患者发生一些问题。无法胜任 1～2 件喜欢的活动，通常每周有几天咳嗽；在运动或进行重体力劳动时，出现气促；爬山或在平地快速行走时，不得不减慢速度或停下来，且经常容易筋疲力尽。	包括戒烟、每年接种流感疫苗、减少暴露于急性加重的危险因素下，以及通过进一步临床评价，保障所采取的治疗措施有效。

量表来源

Jones PW，Harding G，Berry P，et al. Development and first validation of the COPD Assessment Test. Eur Respir J，2009，34：648-654.

二、改良版英国医学研究委员会（mMRC）呼吸困难问卷

mMRC 问卷主要是评估慢阻肺病患者呼吸困难的程度，患者可根据自身呼吸困难严重程度进行选择。

慢性阻塞性肺疾病（简称慢阻肺病）患者自我评估测试（CAT）

序号	状态	评分	症状
1	我从不咳嗽	0 1 2 3 4 5	我总是咳嗽
2	我肺里一点儿痰都没有	0 1 2 3 4 5	我有很多痰
3	我一点儿也没有胸闷的感觉	0 1 2 3 4 5	我有很严重的胸闷感觉
4	当我在爬坡或爬一层楼梯时没有喘不过气的感觉	0 1 2 3 4 5	当我上坡或爬一层楼时，会感觉严重喘不上气
5	我在家里的任何活动都不受到慢阻肺病的影响	0 1 2 3 4 5	我在家里的任何活动都很受慢阻肺病的影响
6	尽管有肺病我仍有信心外出	0 1 2 3 4 5	因为我有肺病，我没有信心外出
7	我睡得好	0 1 2 3 4 5	因为有肺病我睡得不好
8	我精力旺盛	0 1 2 3 4 5	我一点精力都没有

量表来源

Chris Stenton. The mMRC breathlessness scale. Occup Med（Lond），2008，58（3）: 226-227. doi: 10.1093/occmed/kqm162，Table 1. By permission of Oxford University Press on behalf of the Society of Occupational Medicine.

三、慢阻肺病患者用药登记卡

用药记录	慢阻肺病药物	其他药物	疫苗接种记录
姓名	药物名称： 用法频率：	药物名称 用法频率	疫苗名称 接种日期
日期	药物名称： 用法频率：	药物名称 用法频率	疫苗名称 接种日期
药物过敏情况	……	……	……

姓名：	慢阻肺病急救缓解药物清单（请在您的医生协助下填写）	
药物名称	用法	当处于什么状况时，可以使用

温馨提示：请在就诊时，咨询您的医生，哪些药物属于您的"急救缓解"药，当您处于什么状况时，可以使用及如何使用这些药物。当您的症状在使用急救药物后仍不缓解，需尽快就医。

　　建议患者就医时携带用药登记卡和吸入器，方便医生快速了解您的用药情况，并对患者的药物吸入技术进行再评估。

四、慢阻肺病患者自我管理日记

　　慢阻肺病患者自我管理日记建议每天使用，在下一次就诊时，可以拿给您的医生查看，方便医生了解您平时状态。

姓名		日期:					
评估项目		**自我评估**					
1. 今天您有没有抽烟? 有没有远离危险因素?							
2. 您今天有哪些不舒服的症状?							
3. 今天您按时用药了吗?							
4. 今天您的活动能力怎么样? 有没有做肺康复训练?							

整理床铺	刷牙	洗浴 / 淋浴	步行	爬楼梯	工作	运动	睡眠

选项: ①我能做到; ②我能做到, 但稍有限制; ③我做到很费劲; ④我无法做到

5. 今天您食欲怎么样? 吃得如何?	
6. 如果您需要氧疗, 今天是否完成了氧疗计划?	
7. 今天您的心情如何? 😀 🙂 😐 🙁 ☹️	

8. 测一测: 脉氧饱和度 %; 血压: 收缩压 / 舒张压 ;
心率: 次 / 分

今天是我的: 绿牌日 黄牌日 红牌日

绿牌日: 我的呼吸正常 我的咳嗽、咳痰如常 我的睡眠正常 我的饮食和食欲如常 我的活动强度正常	黄牌日: 咳嗽、咳痰症状有加重 我比平时更容易气喘 我的痰液颜色、咳痰量有变化 我增加"急救缓解"药物的使用频次 我患上了感冒 我比平时身体感觉更疲乏或难以入睡 我有新发或更严重的踝关节肿胀	红牌日: 我神志不太清楚, 说话有点含糊不清, 有睡不醒的感觉 我有严重的气促或者胸痛 我的嘴唇或手指颜色变紫蓝 我正在咯血 我有发热
采取措施: 保持现状, 继续加油	采取措施: 限制活动, 练习缩唇呼吸、腹式呼吸, 报告我的医生, 必要时就医	采取措施: 立即拨打救护车电话, 尽快就医

★温馨提示: "慢阻肺病患者自我管理日记"的内容仅供参考, 不能代替专业医疗建议、诊断或治疗。

参考资料

1. 慢性阻塞性肺疾病诊治指南（2021年修订版）[J]. 中华结核和呼吸杂志，2021，44（03）：170-205.

2. Global strategy for prevention, diagnosis and management of COPD: 2023 Report.

3. Prevalence and risk factors of chronic obstructive pulmonary disease in China (the China Pulmonary Health [CPH] study): a national cross-sectional study. Lancet. 2018 Apr 28; 391 (10131): 1706-1717.

4. 对慢阻肺合并症评估与管理的思考[J]. 中华健康管理学杂志，2022，16（07）：433-437.

5. 基层慢性阻塞性肺疾病的筛查及工具[J]. 中华全科医师杂志，2019，18（2）：200-203.

6. 中国慢性呼吸道疾病呼吸康复管理指南（2021年）[J]. 中华健康管理学杂志，2021，15（06）：521-538.

7. 陈亚红、杨汀主编著. 基层呼吸系统疾病防治系列教程：慢性阻塞性肺疾病. 人民卫生出版社.2017：309.